人工智能赋能健康中国

沈剑峰　主编

中共中央党校出版社

图书在版编目（CIP）数据

人工智能赋能健康中国 / 沈剑峰主编 . -- 北京：
中共中央党校出版社，2023.10（2024.1 重印）
ISBN 978-7-5035-7590-7

Ⅰ.①人…　Ⅱ.①沈…　Ⅲ.①人工智能－应用－医疗
保健事业－研究－中国　Ⅳ.① R199.2-39

中国国家版本馆 CIP 数据核字（2023）第 128035 号

人工智能赋能健康中国

责任编辑	蔡锐华　徐　芳
责任印制	陈梦楠
责任校对	马　晶
出版发行	中共中央党校出版社
地　　址	北京市海淀区长春桥路 6 号
电　　话	（010）68922815（总编室）　　（010）68922233（发行部）
传　　真	（010）68922814
经　　销	全国新华书店
印　　刷	中煤（北京）印务有限公司
开　　本	710 毫米 × 1000 毫米　1/16
字　　数	188 千字
印　　张	15
版　　次	2023 年 10 月第 1 版　2024 年 1 月第 2 次印刷
定　　价	65.00 元

微 信 **ID**：中共中央党校出版社　　　　邮　　箱：zydxcbs2018@163.com

本书编委会
Editorial Committees

人工智能是引领这一轮科技革命和产业变革的战略性技术，具有溢出带动性很强的"头雁"效应。在移动互联网、大数据、超级计算、传感网、脑科学等新理论新技术的驱动下，人工智能加速发展，呈现出深度学习、跨界融合、人机协同、群智开放、自主操控等新特征，正在对经济发展、社会进步、国际政治经济格局等方面产生重大而深远的影响。加快发展新一代人工智能是我们赢得全球科技竞争主动权的重要战略抓手，是推动我国科技跨越发展、产业优化升级、生产力整体跃升的重要战略资源。

——《习近平在中共中央政治局第九次集体学习时强调　加强领导做好规划明确任务夯实基础　推动我国新一代人工智能健康发展》,《人民日报》2018年11月1日

出版说明

《人工智能赋能健康中国》由国家卫生健康委员会规划发展与信息化司指导，联合国家级医院、重点大学附属医院、省级医院、地市级医院等，聚集医学、人工智能和文化传媒等领域多位专家学者，历经两年多时间创作而成，充分体现了集中力量办大事的优势。本书的出版是贯彻落实新时代进一步加强科学技术普及工作的一次全新实践，是彰显民族文化自信的一次有益探索。

本书由一份医学人工智能应用发展报告和13个科普小故事组成。发展报告全面阐述了卫生健康行业医学人工智能应用发展的历史和现状，描述了国际国内人工智能和医学人工智能的应用发展历史，我国医学人工智能应用发展状况和应用场景、机遇和挑战、取得的阶段性成效、应用发展的保障措施等内容。13个科普小故事展示了门诊静脉抽血、家庭儿童健康监测、智能牙科门诊、远程手术指导、医学影像辅助诊断、智能静脉输液管理、5G远程急救、智能化临床内镜、电磁导航支气管镜、自动发药机、手术机器人，以及门诊智慧服务和医院智慧管理等方面的内容。13个科普小故事既相互独立，又融会贯通，全面展示了新一代信息技术在现代医院的创新智能应用场景，具有极强的技术性和科学性，也充满了故事性和趣味性。

参与本书绘画的人员主要是医院的医生、护士、技师、药师和行政管理人员，他们大多是业余漫画爱好者；本书还邀请了临床医学、公共卫生、人工智能、卫生健康行政管理等方面的多位专家对书稿进行严格的把关和审定，这是卫生健康行业专家积极参与科普的生动实践。所有参与人员的年龄在21～65岁，跨越了青年和中年，他们是中国当今时代的中坚力量，也是未来发展的坚实依靠。本书图文并茂，绘画技巧既有传统的、现代的，也有融合创新的，这不仅是对卫生健康行业创新应用成果的展示，也是对中国传统文化的一种传承和发扬。

序

为切实贯彻习近平总书记提出的"要加强人工智能同保障和改善民生的结合，从保障和改善民生、为人民创造美好生活的需要出发，推动人工智能在人们日常工作、学习、生活中的深度运用，创造更加智能的工作方式和生活方式"的重要指示精神，落实党中央、国务院关于推动人工智能发展和科学技术普及的决策部署，按照国务院《新一代人工智能发展规划》（2017年7月），中共中央办公厅、国务院办公厅《关于新时代进一步加强科学技术普及工作的意见》（2022年9月），国务院办公厅《关于促进"互联网＋医疗健康"发展的意见》（2018年4月）等文件要求，国家卫生健康委坚持新发展理念，以服务人民健康为中心，加大政策支持和统筹协调，加强对潜在风险的研判和防范，创新健康服务模式，推进健康产业提档升级，大力推进人工智能等新一代信息技术的应用，取得阶段性成效。

在国家卫生健康委员会规划发展与信息化司的指导下，为深入宣传人工智能等新一代信息技术在医疗健康行业的应用现状和发展趋势，推动医学与人工智能等新一代信息技术的交叉融合，推进智慧医疗和智慧健康的加速发展，促进医学人工智能相关知识的普及和推广，本书编委会联合复旦大学附属中山医院、中山大学孙逸仙纪念医院、广东省人民医院、浙江省人民医院、江苏省肿瘤医院、辽宁省肿瘤医院、杭州市第一人民医院、广州市妇女儿童医疗中心以及中国信息通信研究院等多家单位，共同编绘了《人工智能赋能健康中国》一书。

本书遵循严谨性、趣味性、可读性等原则，以讲故事的形式，图文并茂的方式讲述了复杂难懂的医学和人工智能等新一代信息技术的应用场景及相关知识，将严谨的医学与信息技术知识进行了艺术化、场景化的展现，使广大读者有身临其境之感。本书讲述了应用人工智能等新一代信息技术后，到医院看病就医、在家进行健康管理等发生的种种变化，简洁、明晰、生动地演绎了智慧门诊、急诊流程如何优化，智慧检验和检查如何提升诊治效率，智能辅助诊断和临床辅助决策如何提升医疗质量和医疗安全，5G如何为医生装上"千里眼"和"顺风耳"，手术机器人如何帮助医生提升手术技巧和能力，医疗服务机器人如何为我们提供健康管理，以及智慧医院建设应用的总体情况。本书秉承习近平总书记提出的"讲好中国故事，传播好中国声音"理念，以简洁活泼的图文结合模式、雅俗共赏的宣传方式，综合漫画的趣味性和连环画的故事性，探索复杂的医学人工智能知识的科普宣传方式和模式创新，以全新的科普知识宣传方式提升广大读者对人工智能技术在卫生健康领域应用的兴趣和相关知识水平，在大力推广医学人工智能技术应用科普知识的同时，也同步探索了医学人工智能技术应用知识的展示模式、传播路径和宣传方式。

目　录

第一章　医学人工智能应用发展报告 / 001

本报告回顾性分析了国内外人工智能及医学人工智能起源与发展，全面描述了医学人工智能应用发展状况、应用场景、机遇与挑战，展示了医学人工智能取得的阶段性成效，提出了医学人工智能应用发展的5项保障措施。

第二章　智能采血机器人 / 041

智能采血机器人是结合机器视觉技术和基于生物识别技术的智能导航控制技术，能够精准识别血管的位置、深度及走向，智能规划导航静脉穿刺路径，自动完成装载采血管、采血针、绑扎压脉带、识别静脉血管、喷消毒液、精准穿刺、采血量控制、血液标本混匀等全链条血液标本采集工作。

第三章　人工智能机器人家庭医生 / 057

人工智能机器人家庭医生已非科学幻想，故事讲述了家庭智能健康监测机器人如何监测儿童的生命健康体征，并提供医疗健康诊疗建议。广州市妇女儿童医疗中心研发的"咪姆熊"系列智能导诊、辅诊等系统，结合便利的穿戴感知设备，已在临床初步发挥作用。

第四章　　**智慧牙医 / 071**

牙科领域人工智能被越来越广泛地应用，故事讲述了口腔科门诊语音电子病历、人工智能口腔影像学病灶识别、种植牙机器人以及口腔颌面外科手术机器人应用。另外，在口腔医学教学、科研、健康管理中，人工智能也被越来越广泛的应用，未来将带给口腔医学新一轮的技术革命。

第五章　　**库尔班的"心"事 / 085**

广东中山孙逸仙纪念医院和新疆用5G搭起了急救的桥梁，故事描述了智能穿戴设备通过日常监测心脏变化，及时挽救了突发心肌梗死的库尔班大叔。突发心肌梗死后，通过远程心电监控、5G院前急救、5G远程手术指导、远程疑难病例会诊、远程移动查房等网络化医疗新模式，治愈了库尔班大叔，有效推动优质医疗资源向基层和偏远地区下沉，为基层医疗提质增速。

第六章　　**奶奶的小疙瘩 / 099**

肺癌是我国发病率第一的恶性癌症。近年来，对肺部小结节的精确诊断需求已经成为肿瘤专科医院就诊患者的主要需求。故事讲述了小男孩给奶奶取检查报告，了解了人工智能放射影像辅助诊断对于肺部病变的智能诊断过程，以及常规体检筛查中如何发现早期肺癌，并为胸外科医生提供有效的数据分析和参考，从而提高患者的生存时间和生存质量。

第七章　　**智能静脉输液系统 / 111**

故事讲述了病房患者静脉输液的智能化管理全过程，智能静脉输液系统能够自动监测液体输注的速度和输入量，护士可以远程调整输注速度，自动记录输液的相关信息，有效提升医护人员输液医嘱的药物处理效率和静脉注射完成率。

第八章

最炫省医5G智能天团 / 121

故事讲述了老人在野外突发心肌梗死后,利用可穿戴设备监测患者生命体征、用无人机运送急救设备、通过5G实现救护车与医院联动,在运送过程中就开展急救,同时传输患者信息让医院做好急救准备的过程,生动形象地展示了医疗物联网、医疗大数据、5G远程医疗、信息安全等前沿科技在急救中的融合应用,有效促进了救护车与医院急救中心之间的高效信息协同,为患者赢得急救时间,提高医疗急救服务的效率及能力。

第九章

神奇内镜 / 133

本章全面描述了医院临床使用的各种内镜及其功能作用,展示了人工智能在内镜操作中的智能提醒、智能分析、辅助诊断、质量控制等方面的功能,总结了当前人工智能在内镜领域取得的显著成绩,展望了未来人工智能内镜的应用发展方向。

第十章

电磁导航支气管镜 / 157

故事讲述了中年男性王某患肺癌后的精准治疗过程,借助电磁导航技术,结合患者CT影像重建,建立一条从体外精准到达病灶的通路,生成导航路径,像行车导航一样准确避开血管,在纷繁复杂的支气管树中准确到达最外周的病灶。故事展示了电磁导航支气管镜在肺部肿瘤治疗过程的具体应用,开创了肺微小结节、多发结节的精准化、微创化治疗新篇章。

第十一章　自动发药机 / 171

故事讲述了李奶奶到医院门诊看病的前后变化，介绍了医院通过应用"互联网＋人工智能"优化了门诊流程，使用自动发药机等智能设备，提高了门诊药物发放速度，优化了门诊就医流程，减少了患者等待时间，提高了患者就医感受。

第十二章　神奇的手术机器人 / 183

司机老李确诊肝癌后，经过多学科会诊，应用手术机器人协助医生以微创的手术方式实施复杂的肝癌外科手术，使患者康复出院，展示了手术机器人的应用场景、使用过程和主要功能。

第十三章　门诊智慧服务 / 195

医院门诊应用人工智能改变传统门诊就医服务模式，能够提供在线预约、院内导航、智能导诊、诊间结算、线上支付、智能发药等多种服务，从而优化患者就医流程，提高医院门诊整体服务能力和服务质量，极大改善患者就医满意度。

第十四章　智慧医院 / 205

利用人工智能、大数据、云计算、物联网、移动互联网等新一代信息技术，建设互联、物联、感知、智能的医疗服务环境，通过线上门诊、智能环境监测、智能穿戴设备等提升患者就医体验，应用专科智能电子病历、远程实时手术、远程智慧会诊、人工智能辅助诊疗等，有效提高医疗质量和服务效率、优化医疗服务流程、规范诊疗行为、提高诊疗效率、提升临床决策能力，为患者提供高质量医疗健康服务。

后记 / 222

第一章

医学人工智能应用
发展报告

当今世界高端芯片、云计算、虚拟现实等新技术不断普及，深度学习、神经网络、知识图谱等新型算法加速应用，健康医疗大数据应用不断深化发展，为医学人工智能发展提供了坚实的技术保障。近10年来，党中央、国务院高度重视推进人工智能（Artificial Intelligence，AI）应用发展，先后出台《新一代人工智能发展规划》《"十四五"国家信息化规划》《中华人民共和国国民经济和社会发展第十四个五年规划和2035年远景目标纲要》等纲领性文件，国务院办公厅印发了《关于促进和规范健康医疗大数据应用发展的指导意见》《关于促进"互联网＋医疗健康"发展的意见》等文件，大力鼓励人工智能、大数据、互联网、5G、区块链、物联网等新一代信息技术在卫生健康行业的应用发展，有力促进了医学人工智能应用在我国的生根发芽和茁壮成长。

当前，我国医疗卫生资源总量相对不足且分布不均衡，优质的医疗卫生资源主要分布在大城市，基层医疗卫生机构的医疗健康服务水平相对偏低。同时，我国人口老龄化的程度持续加深，高血压、糖尿病等慢性病的发病率逐年递增，形成医疗资源的缺口有逐年增加的风险。医学人工智能的应用将为解决这些问题带来历史性机遇，智能辅助诊疗、手术机器人、智能健康管理、智能急救等新应用正在改变着传统的疾病预防、检测、治疗等模式，为提高人民群众健康质量提供了新的途径。

一、人工智能的起源与发展

人工智能是利用数字计算机或者数字计算机控制的机器模拟、延伸和扩展的智能技术，是能感知环境、获取知识并使用知识获得最佳结果的理论、方法、技术及应用系统。人工智能的概念诞生于20世纪40年代到50年代，那时人类开始探索用计算机代替或扩展人类的部分脑力劳动。从最初的神经网络和模糊逻辑，到现在的深度学习和图像搜索，人工智能技术经历了一系列的起伏。近年来，在移动互联网、大数据、超级计算、传感网、脑科学等新理论新技术以及经济社会发展强烈需求的共同驱动下，随着机器学习算法不断更新，及以GPU（Graphic Processing Unit，图像处理器）为代表的计算机硬件运算能力的快速提升，人工智能进入爆发式的发展阶段，呈现出深度学习、跨界融合、人机协同、群智开放、自主操控等新特征。

（一）国外人工智能起源与发展历程

人工智能经历了三次发展高潮和两次低谷，目前正处于第三次发展高潮期。

第一次发展高潮和低谷。1943年，神经生理学家沃伦·麦卡洛克（Warren McCulloch）和数理逻辑学家沃尔特·皮茨（Walter Pitts）提出模拟人类神经元细胞结构的一个模型。[1]1956年夏季，以约翰·麦卡锡（John McCarthy）为首的4位计算机科学家在达特茅斯学院举行的一次

---

[1]　转引自潘沁、阳海音、党雪华：《冯·诺伊曼的科技哲学思想及其对人工智能研究的启示》，《兰州学刊》2020年第8期。

会议上首次提出"人工智能"这一概念，标志着人工智能学科的诞生。此后的十多年是人工智能发展的黄金时期，逐渐发展出了经典的、基于规则的机器学习系统，计算机被用来解决代数应用题、证明几何定理、学习和使用英语等方面的问题。由于受当时神经网络理论研究水平的限制以及冯·诺伊曼式计算机发展的冲击等因素的影响，20世纪60年代后期，人工神经网络的研究就进入并处于低潮时期，神经网络研究也陷入低谷。

第二次发展高潮和低谷。1972年，用于传染性疾病血液诊断和处方的知识工程系统MYCIN研发成功，该事件标志着人工智能进入"专家系统"时期，将人工智能引向了实用化。1981年，日本经济产业省拨款8.5亿美元开发第五代计算机研究项目，目标是制造出能够与人对话、翻译语言、解释图像并且能像人一样推理的机器。随后，英国、美国也纷纷响应，开始向人工智能和信息技术领域的研究提供大量资金。到1987年，苹果和IBM生产的台式机性能超过了通用型计算机，"专家系统"风光不再。到20世纪80年代晚期，美国国防部高级研究计划局（Defense Advanced Research Projects Agency，DARPA）认为，人工智能并不是"下一个浪潮"。[①]到1991年，日本预先设定的"第五代工程"也没能如期实现，人工智能研究再次遭遇经费危机。

第三次发展高潮。20世纪90年代，随着互联网技术的发展，人工智能开始由单个技术转向基于网络环境下的分布式人工智能技术研究，人工智能从单一目标问题求解转向多目标分布式求解，人工智能在很多领域的应用取得了突破性进展，迎来了人工智能的又一个繁荣时期。1997年，IBM深蓝（Deep Blue）战胜国际象棋世界冠军加里·卡斯帕罗夫。这是

---

① 张耀铭、张路曦：《人工智能：人类命运的天使抑或魔鬼——兼论新技术与青年发展》，《中国青年社会科学》2019年第1期。

一次具有里程碑意义的成功，代表了基于规则的人工智能的胜利。2006年，深度学习算法的提出，使神经网络模型训练成为可能。2010年以后，人工智能进入爆发式的发展阶段，其最主要驱动力是大数据时代的到来、运算能力和机器学习算法的提高，诸如驾驶、翻译、对话等过去认为只能由人类智慧才能做出的事情，部分任务已经可以由机器完成。2012年，人工智能通过深度学习算法准确地识别出猫科动物的照片，这是人工智能深度学习在图片识别方面的首次成功，意味着人工智能开始有了一定程度的类人的"思考"能力。2016年3月，谷歌AlphaGo战胜围棋世界冠军李世石，开启了人工智能应用新纪元。2019年，OpenAI在注重多角色协作的DOTA2电子竞技游戏比赛中，首次击败人类世界冠军，表现出成为人类队友的基本能力，具备合作型人工智能潜力。OpenAI成为有史以来最大规模的、具备意识的、可与人交互的深度强化学习的超强智能体。同年7月，美国《科学》杂志在线发表的相关论文显示，美国卡内基·梅隆大学与脸书合作开发的人工智能Pluribus在六人桌德州扑克比赛中击败多名世界顶尖选手，成为机器在多人游戏中战胜人类的一个里程碑。比赛中，Pluribus已能够通过"虚张声势"来迷惑对手。人工智能在经历运算智能、感知智能后，逐步向认知智能迈进。2020年11月，谷歌旗下DeepMind公司的人工智能系统AlphaFold2在国际蛋白质结构预测竞赛（The Critical Assessment of protein Structure Prediction，CASP）中破解了困扰生物学家50年的难题——蛋白质折叠问题，并基于蛋白质的氨基酸序列精确地预测了蛋白质3D结构，其准确性可以与使用冷冻电子显微镜等实验技术解析的3D结构相媲美。[①]同期，中国科学院计算技术研

---

① 转引自唐川、张娟、王立娜等：《趋势观察：2017—2020年信息技术领域热点》，《中国科学院院刊》2021年第3期。

究所贾伟乐、中国科学院院士鄂维南、北京大数据研究院张林峰及其合作者首次采用智能超算与物理模型的结合，在保证"从头计算"高精度的同时，应用人工智能将分子动力学极限提升了数个量级，比过去同类工作计算空间尺度增大100倍，计算速度提高1000倍，该应用成果获得国际高性能计算应用领域最高奖"戈登贝尔奖"。2022年11月，美国OpenAI人工智能公司在2018年6月发布大规模语言模型对话系统GPT-1，2019年2月和2020年9月在先后发布GPT-2和GPT-3的基础上，持续优化语言模型架构并扩大训练数据量，首次面向公众正式推出ChatGPT（Chat Generative Pre-trained Transformer，聊天生成型预训练变换模型），基于GPT-3.5模型架构，能够理解和学习人类语言，支持撰写邮件、视频脚本、文案、翻译、代码以及科研论文等。2023年，斯坦福大学研究发现GPT-3.5可解决93%的心智理论问题，相当于具备9岁儿童的智力。2023年3月发布ChatGPT-4.0，一是文字处理能力较GPT-3.5大幅度提升，能处理英文超过2.5万字的长文本，具有编歌曲、写剧本的能力。二是智能化程度较GPT-3.5明显提升，在美国bar律师执照模拟考试达到90%水平分位，生物奥林匹克模拟竞赛达到99%水平分位，已超过九成人类。三是首次增加了图片识别功能，能够识别图片中的人和物体，理解图片表达的含义，并具备采用幽默方式评价图片的能力，可以根据一张图片生成程序代码并制作出对应的Web网站。

（二）中国人工智能应用发展历程

1.开始起步阶段。在人工智能基础研究方面，与发达国家相比，中国起步较晚。1978年之后，中国的人工智能基础研究开始步入发展的轨道。吴文俊教授提出利用机器证明与发现几何定理的新方法"几何定理机器证明"获得1978年全国科学大会重大科技成果奖，这是中国人工智能研究早期阶段的标志性事件，预示着中国人工智能发展的开端。20世纪80年代，钱学森等学者主张开展人工智能研究，同期派遣了大量研究人员赴国外发达国家学习，并在国内开始人工智能相关学科建设。1981年，中国人工智能学会在长沙成立。1982年，中国创办了中国第一本人工智能科技刊物《人工智能学报》。1987年，中国首部人工智能专著《人工智能及其应用》由清华大学出版社出版。2009年，中国人工智能学会牵头，向国务院学位委员会和教育部提出设置"智能科学与技术"学位授权一级学科的建议。

2.研究成果快速增长。近年来，中国发挥政策扶持优势、智力资源优势、产业基础优势、金融助力优势，经过多年的持续积累，我国在人工智能领域取得重要进展，部分领域核心关键技术实现重要突破，国际科技论文发表量和发明专利授权量已居世界第二；语音识别、视觉识别技术世界领先；自适应自主学习、直觉感知、综合推理、混合智能和群体智能等初步具备跨越发展的能力；中文信息处理、智能监控、生物特征识别、工业机器人、服务机器人、无人驾驶逐步进入实际应用；被誉为"人工智能界的奥林匹克"的IJCAI（International Joint Conference On Artificial Intelligence，国际人工智能联合会议）于2013年和2019年分别落地北京和澳门。1998年至2018年，全球人工智能领域发表的论文总数突破63万篇，其中论文产出量最多的国家是美国14.91万篇，其次是中国14.18万篇。《中国新一代人工智能发展报告2019》报道，4000多篇全球前1%高被引用人工智能论文中，中国有千余篇入选。清华大学人工智能研究院发布的《中国人工智能发展报告2020》显示，过去10年里，全球人工智能专利申请量521264件，其中，中国专利申请量为389571

件，位居世界第一，占全球总量的74.7%，是排名第二的美国专利申请量的8.2倍。[①]

3.相关企业快速发展。我国人工智能企业在自适应自主学习、直觉感知、综合推理、混合智能和群体智能等领域初步具备跨越发展的能力，中文信息处理、智能监控、生物特征识别、工业机器人、服务机器人、无人驾驶逐步进入实际应用，人工智能创新创业日益活跃，一批龙头骨干企业加速成长，在国际上获得广泛关注和认可。科大讯飞的语音合成技术连续十三届获得国际语音合成大赛（Blizzard Challenge）冠军，在全世界唯一让机器朗读英语达到真人说话水平。科大讯飞中文普通话识别率达到98%，标准英语识别率达到95%，拿下国际多通道语音分离和识别大赛2016年CHiME-4、2018年CHiME-5、2020年CHiME-6三届比赛冠军。2017年7月，阿里云ET凭借89.7%的平均召回率夺得LUNA大赛世界冠军。2017年10月，科大讯飞研究院医学影像方向和智慧医疗事业部的联合团队在LUNA16中的3D CNN模型创造了平均0.941召回率的世界纪录。2018年1月，LUNA公布的测试结果显示，中国平安集团旗下平安科技的智能读片技术获得重大突破，分别以95.1%和96.8%的精度刷新了"肺结节检测"和"假阳性筛查"的世界纪录，双双获得世界第一。2021年，北京大学类脑智能芯片中心在ISSCC（International Solid-State Circuits Conference，国际固态电路年会）发布AIoT（Artificial Intelligence of Things，超低功耗智能物联网芯片）等成果，我国类脑智能芯片中心在AIoT等高端芯片领域取得重要进展，相关成果在ISSCC上报道。2021年以来，新型人工智能芯片受到投资资金青睐，多家企业

---

① 曲忠芳、李正豪：《中国引领人工智能发展：AI专利申请量独占全球超七成》，《中国经营报》2021年7月5日。

完成了亿元级 A 轮或 A+ 轮融资，包括 3D 视觉 AI 芯片厂商埃瓦科技，专注神经拟态感存算一体芯片研发的九天睿芯，以及 AI 视觉芯片研发公司爱芯科技等。近年来，以国家集成电路产业投资基金、中国互联网投资基金、中国国有资本风险投资基金等为代表的国投资本，助推了海思、中芯微电子、紫光国芯、中科寒武纪、云知声等 AI 初创企业的研发创新[①]，加速积累的技术能力与海量的数据资源、巨大的应用需求、开放的市场环境有机结合，形成了我国人工智能发展的独特优势。

二、医学人工智能应用发展状况

（一）医学人工智能的技术发展

医疗行业信息化的技术进化可以分为三个阶段。

第一个阶段是医疗信息化阶段，通过计算机、宽带网络等技术实现医院信息共享和区域医疗信息共享。

第二个阶段是互联网医疗阶段，借助可穿戴设备、4G、云计算、大数据等技术，实现以在线导流、问诊为主要模式的互联网医疗以及医院内部融合医保的全流程移动医疗。

第三个阶段是智慧医疗阶段，人工智能全面融入健康医疗全环节，借助医疗机器人、虚拟现实、增强现实、5G、人工智能等技术，实现人工智能辅助诊断、远程手术等业务模式，使健康医疗全流程智能化。

当前，医疗信息化正处在从互联网医疗向智慧医疗的过渡阶段。

---

① 李莉、吴新年、刘安蓉等：《人工智能产业战略性问题与政策研究》，《理论与现代化》2020年第3期。

（二）医学人工智能的技术体系

医学人工智能技术分为基础层和关键技术层。

1.基础层。以数据、计算能力、算法支撑医学人工智能深度发展，其中，计算基础包括云计算和AI芯片（GPU、FPGA、ASIC、类脑芯片）等，负责运算数据基础。数据基础包括各种来源的医疗和健康大数据，用于人工智能的训练学习。算法基础主要包括深度学习、类脑智能等，用于支撑各种医学人工智能应用。

2.关键技术层。主要分为感知环节、思考环节、行动环节等三层。

（1）感知环节。主要包括计算机视觉、自然语言处理、生物体征感知、语音识别等关键技术。一是计算机视觉。这是使用计算机模仿人类视觉系统的科学，让计算机拥有类似人类的提取、处理、理解和分析图像以及图像序列的能力，在医学影像识别、病理辅助诊断、心电辅助诊断等方

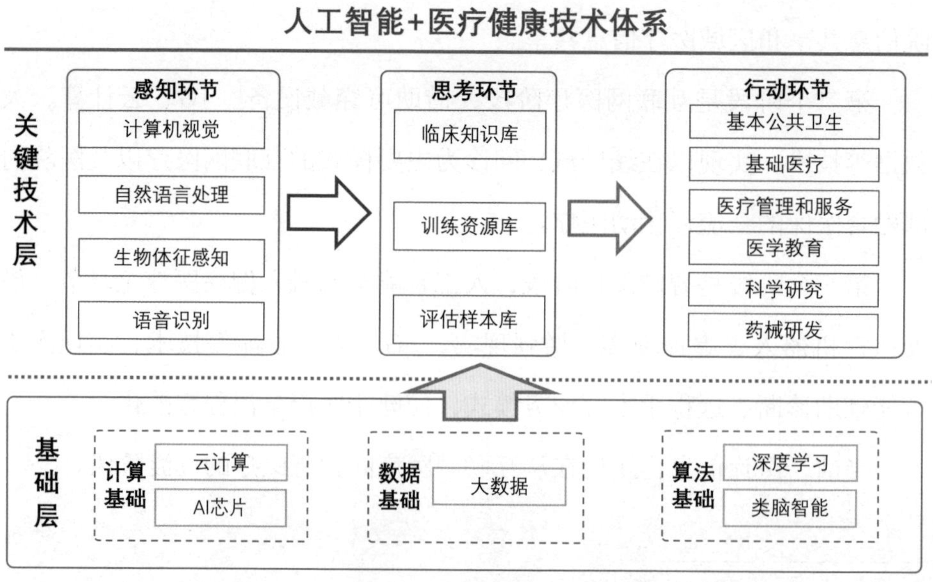

人工智能+医疗健康技术体系

图1 医学人工智能的技术体系

面具有广泛应用。二是自然语言处理。这是计算机科学领域与人工智能领域中的一个重要方向，研究能实现人与计算机之间用自然语言进行有效通信的各种理论和方法，涉及的领域较多，包括机器翻译、机器阅读理解和问答系统等，主要应用于智能分诊、智能导诊、虚拟助手等领域的患者信息采集分析。三是生物体征感知。这是指通过个体生理特征或行为特征对个体身份进行识别认证的技术，生物体征感知识别技术涉及的内容十分广泛，主要应用于健康医疗可穿戴设备、慢病管理、疾病预测等领域。四是语音识别。这是将人类语音中的词汇内容转换为计算机可读的输入，一般是可以理解的文本内容，也可能是二进制编码或者字符序列。一般理解的语音识别是狭义的语音转文字的过程，是人机自然交互技术中的关键环节。语音识别技术属于人工智能方向的一个重要分支，涉及许多学科，如信号处理、计算机科学、语言学、声学、生理学、心理学等。

（2）思考环节。主要是让计算机具备足够的计算能力模拟人的某些思维过程和行为，对分析收集来的数据信息做出判断，即对感知的信息进行自我学习、信息检索、逻辑判断和决策。临床知识库、训练资源库、评估样本库等是思考环节的核心，通过引导医疗机构合法合规开放行业数据，整合医学文献资料、医学影像、数字病理等数据，构建医学人工智能训练病历数据资源库和标准测试数据集，为医学人工智能产品提供算法训练、产品优化、标准验证、测试认证等支撑。

（3）行动环节。主要是将前期处理和判断的结果转译为肢体运动与媒介信息，并传输给人机交互界面或外部设备，实现人机、机物的信息交流和物理互动。行动环节是人工智能最直观的表现形式，其表达能力展现了系统整体的智能水平，在基本公共卫生、基础医疗、医疗管理和服务、医学教育、科学研究、药械开发等领域得到应用。

（三）医学人工智能的产业生态

医学人工智能产业生态分为三个部分，包括医疗卫生健康行业生态、医学人工智能的服务生态、医学人工智能的技术产品生态。

1.医疗卫生健康行业生态。作为医学人工智能的需求方和使用方，同时也是健康医疗数据的主要提供方，主要包括医疗机构、基层医疗卫生机构、健康医疗保险机构、生物医药企业等相关主体。医疗卫生健康行业的需求和痛点引领医学人工智能的服务发展和技术产品创新，而医疗卫生行业健康数据是医学人工智能企业进行技术产品创新的基础。

2.医学人工智能服务生态。主要包括各类人工智能服务提供商，例如医学影像辅助诊断、病理辅助诊断、临床辅助决策支持、智能健康管理、新药辅助研发等，能够帮助医生有效减少误诊、漏诊，极大提高诊断效率，提升基层医疗服务能力，提高新药研发速度，促进健康医疗行业变革与

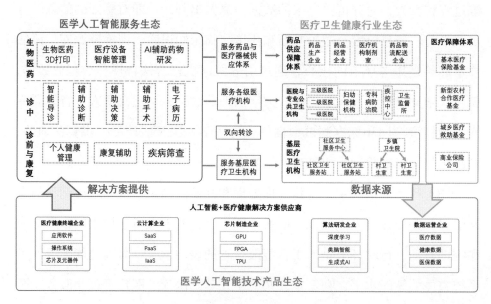

图2　医学人工智能的产业生态

发展。

3.医学人工智能技术产品生态。主要包括健康医疗终端企业、云计算企业、芯片制造企业、算法研发企业、数据运营企业、解决方案提供商等，其中，解决方案提供商是技术产品生态的核心，解决方案提供商通过整合医学人工智能相关技术、产品和数据，形成可直接交付的解决方案，提供给服务提供商，或直接提供给医疗机构、医药企业、医疗保险机构等。

（四）医学人工智能的产业发展

2021年，我国医学人工智能领域的投融资总额高达16.88亿美元。近5年来，复合增长率达85.91%，远远超过人工智能领域总体增长水平。据IDC 2022年发布的数据，当年全球人工智能收入预计同比增长19.6%，达到4328亿美元，包括软件、硬件和服务；预计2023年可突破5000亿美元大关。其中，针对医学人工智能的投资也呈现逐年增长的趋势。

1.国外医学人工智能核心企业。国内外科技巨头均重视人工智能在医疗领域的布局与应用。

一是IBM。2006年启动Watson项目，2014年投资10亿美元成立Watson事业集团。Watson是一个通过自然语言处理和机器学习，从非结构化数据中洞察数据规律的技术平台[①]。Watson将散落在各处的知识片段连接起来，进行推理、分析、对比、归纳、总结和论证，获取深入的洞察以及决策的证据。2015年，成立沃森健康(Watson Health)，专注利用认知计算系统为健康医疗行业提供解决方案。Watson通过和癌症中心合作，深度学习大量临床知识、基因组数据、病历信息、医学文献，建立

---

①　陈晓刚：《IBM人工智能研发结硕果》，《中国证券报》2019年2月14日。

了基于证据的临床辅助决策支持系统WCTM（Watson for Clinical Trial Matching）。2017年，明尼苏达罗切斯特梅奥诊所等单位利用WCTM分析乳腺癌患者队列的数据，通过判定的准确性、敏感性、特异性、阳性预测值和阴性预测值，评估患者参加4个乳腺癌临床试验的资格。2021年3月，梅奥诊所的哈达德（Haddad）等在*JMIR Medical Informatics*上发布研究结果，人工智能临床决策系统可以准确地进行自动化资格筛查，识别出具有多种临床特征的潜在合格乳腺癌患者。

二是谷歌。2014年收购DeepMind公司，开发知名的人工智能程序AlphaGo。谷歌在基础技术层面开发的TensorFlow开源平台是应用广泛的深度学习框架。在健康医疗领域，谷歌旗下的DeepMind Health和英国国家医疗服务体系NHS（National Health Service）展开合作，DeepMind Health通过访问NHS的患者数据进行深度学习，训练有关脑部癌症的识别模型。蛋白质是由多个氨基酸序列组成，性质取决于其独特的3D结构，由于氨基酸在构成蛋白质的过程中会发生长链折叠过程，传统的枚举法预测蛋白质3D结构需要138.2亿年[①]。2020年，DeepMind公司应用神经网络模型研发的AlphaFold模型在生物学及医疗领域取得重大突破，能够根据氨基酸精准预测并构筑蛋白质3D结构。AlphaFold成功预测蛋白质3D模型，可在未来医疗研究领域中更好协助研究人员针对蛋白质的不同性质，有望研发出特效药物解决阿尔茨海默氏症、帕金森氏症、亨廷顿氏症和囊性纤维化等世界医疗难题。

三是微软。2016年启动健康医疗计划"Hanover"，应用人工智能寻找最有效的药物和治疗方案。2020年，微软的Biomedical Natural Language

---

[①] 赵云波：《AI预测可以代替科学实验吗？——以AlphaFold破解蛋白质折叠难题为中心》，《医学与哲学》2021年第6期。

Processing团队开发了一个能够用于生物医学领域的NLP（Natural Language Processing），并命名为BLURB（Biomedical Language Understanding and Reasoning Benchmark），利用机器学习从医学文献和电子病历中挖掘有效信息，结合患者基因信息研发用于辅助医生进行诊疗的推荐决策系统。

2.国内医学人工智能创新企业。国内科技巨头也纷纷开始在医学人工智能领域布局，各家公司均投入大量资金与资源，但各自的发展重点与发展策略并不相同。

一是阿里健康。以云平台为依托，结合自主机器学习平台PAI2.0构建了完善的基础技术支撑[①]。2017年，阿里健康与浙江大学医学院附属第一医院、浙江大学第二附属医院、上海交通大学医学院附属新华医院等医院以及第三方医学影像中心开展合作，重点打造医学影像智能诊断平台，提供三维影像重建、远程智能诊断等服务。同年，阿里云联合英特尔、零氪科技举办了天池医疗AI大赛，该大赛面向全球高发恶性肿瘤肺癌，以肺部小结节病变的智能识别、诊断为课题，开展大数据与人工智能在肺癌早期影像诊断上的应用探索。

二是腾讯。在人工智能领域的布局涵盖基础研究、产品研发、投资与孵化等多个方面。2016年建立了人工智能实验室，专注于AI技术的基础研究和应用探索。2017年4月，腾讯向碳云智能投资1.5亿美元。碳云智能由华大基因原CEO王俊牵头组建，致力于建立人工智能的内核模型，对健康风险进行预警、精准诊疗和个性化医疗。在产品研发方面，2017年8月推出了首个医学领域的AI应用产品腾讯觅影。腾讯觅影将图像识别、深度学习等领先的技术与医学跨界融合，辅助医生筛查食管癌，有效

---

① 娄岩主编：《智能医学概论》，中国铁道出版社2018年版，第1—4页。

提高筛查准确率，促进准确治疗。除了食管癌，腾讯觅影也将支持早期肺癌、糖尿病性视网膜病变、结直肠癌、宫颈癌、乳腺癌等病的早期筛查。2017年11月，在"2017腾讯全球合作伙伴大会"上宣布了"AI生态计划"，旨在开放AI技术，并结合资本机构孵化医疗AI创业项目。

三是科大讯飞。2014年启动"超脑计划"，研发认知智能技术，让机器具备知识理解、逻辑推理等能力，并且能够用自然语言的方式表达出来。在医疗领域，应用"超脑计划"研究成果推出了"医疗超脑"，可以实现医疗多场景智能语音应用、医学影像辅助诊断、家庭医生语音随访、基层全科医生临床辅助诊疗等人工智能应用。2017年，与安徽省立医院联手打造全国第一家人工智能智慧医院。同年，讯飞智医助理以456分通过国家执业医师资格测试，超越许多人类考生。[1]

三、医学人工智能的应用场景

当前，人工智能在行业需求的拉动和技术革新的推动下在医疗卫生行业加速应用，人工智能在提高医疗卫生行业资源利用效率、提升医疗卫生服务水平、降低医疗成本、促进分级诊疗政策落实等方面将起到明显作用。我国卫生健康领域对于人工智能的应用主要是满足患者、医生、制药企业和医疗卫生机构管理者的需要，存在"咨询、辅医、药研、协管"等4个方面的智能服务模式。人工智能在辅助医学影像诊断、数字病理诊断、生理信号诊断、临床决策支持、健康管理等方面加速临床应用。医用机器人在医疗系统已得到推广应用，手术机器人、诊断机器人、康复机器人、服务机器人、消毒机器人等医用机器人开始实际应用。人工智能在辅助药物研发、医

---

① 李伟、周立：《可操作的转型》，四川人民出版社2019年版，第220—222页。

院智能管理、医疗设备管理、医学教育培训等方面的应用也在积极探索中。

（一）智能医疗辅助服务

在医疗服务领域，人工智能可融入院前、临床等基本医疗服务全流程。

1.人工智能虚拟助手。人工智能虚拟助手是指通过语音识别、自然语言处理等技术，将患者的病症描述与标准的医学指南作对比，为用户提供医疗咨询、自诊、导诊等服务的信息系统。虚拟助手通过语义识别与用户进行沟通，能够听懂用户对症状的描述，然后根据医疗信息数据库进行对比和深度学习，对患者提供诊疗建议，包括用户可能存在的健康隐患，需要到医院复诊的内容等。人工智能虚拟助手在医生端和用户端均能发挥较大作用。一是医生端。智能问诊可以辅助医生诊断，尤其是受限于基层医疗机构全科医生数量和质量不足，医疗设备条件欠缺，基层医疗成为我国分级诊疗发展的瓶颈。人工智能虚拟助手可以帮助基层医生对一些常见病的筛查，以及重大疾病的预警与监控，帮助基层医生更好地完成转诊工作。语音识别助手还可以协助医生书写病历。当放射科医生、外科医生、口腔科医生工作时，双手无法空闲出来书写病历，智能语音录入可以解放医生的双手，帮助医生通过语音输入完成查阅资料、文献精准推送等工作，并将医生口述的内容按照患者基本信息、现病史、过去史、检查指标、检查结果等内容形成结构化的电子病历，大幅提升了医生的工作效率。科大讯飞的智能语音产品"云医声"语音转录准确率已超过97%，并推出了22种方言版本，已经在北大口腔、瑞金医院等20多家医院落地使用。二是用户端。人工智能虚拟助手能够帮助普通用户完成健康咨询、导诊等服务。在很多情况下，用户身体只是稍感不适，并不需要到医院就诊。人工智能虚拟助手可以根据用户的描述定位到用户的健康问题，提供轻问诊服务和用药指导。患者在就诊前可以使用虚拟助手上传病情相关信息，由虚拟助手生成规范、详细的门诊电子病历发送给医生。通过层次转移的设计架构模拟医生进行问诊，虚拟助手既能有逻辑地像医生一样询问基本信息、疾病、症状、治疗情况、既往史等信息，同时也可以围绕症状、病史等进行细节特征的问诊。

2.医学影像辅助诊断。一是传统医学影像（包括CT、X光、MRI、PET、病理切片、心电图等）诊断依赖于人工主观分析，但人工分析是依靠放射科、病理科等医生的经验去判断，存在误判的风险。对于放射科医生而言，患者拍片过程会产生几百甚至几千张片子，繁重的任务量加之疲劳的工作状态，容易导致漏诊，人工智能与医疗影像辅助诊断的结合有望缓解此类问题。医学影像辅助诊断应用通过计算机视觉技术进行快速读片，通过深度学习海量影像数据和临床诊断数据，不断对诊断模型进行训练，使其掌握辅助诊断能力。目前，国内腾讯、阿里健康、雅森等企业正在探索人工智能应用与肺癌检查、糖网眼底检查、食管癌检查等。二是病理诊断是医学临床诊断的金标准，但是病理医生通常需要花费大量的时间检查病理切片，因为病理医生需要在上亿级像素的病理图片中识别微小的癌细胞。人工智能为数字病理诊断带来了技术革新，帮助病理医生提高效率、避免遗漏。相较于CT、X光等影像的人工智能辅助诊断，病理人工智能辅助诊断难度更大，因为病理的诊断既要观察整体，还要观察局部；不只是学习细胞特征，还要学习其生物行为。我国已有兰丁高科、泰立瑞、迪英加科技等众多企业研究利用人工智能辅助数字病理诊断，开发的人工智能辅助诊断系统针对乳腺癌、宫颈癌等疾病的病理切片辅助诊断已实现较高的准确率。

3.智能临床辅助决策支持系统。通过对权威医学文献、医学指南、电子病历等学习分析，可以为医生提供辅助诊断，包括病情评估、诊疗建议、药物禁忌等。大数据与人工智能推动临床辅助决策支持系统更加智能化，能够有效对结构化和非结构化数据（病案首页、检验结果、住院记录、手术记录、医嘱等）进行分析处理，通过自然语言处理和知识图谱技术挖掘医疗文献数据建立医疗专家数据库，为医生提出诊疗建议。医疗知识图谱构建是实现临床决策支持的核心步骤，构建医疗知识图谱的过程是经过医学知识抽取、医学知识融合的过程。在医学知识抽取过程中，传统的基于医学词典及规则的实体抽取方法存在诸多弊端。首先，目前没有医学词典能够完整地囊括所有类型的生物命名实体。此外，同一词语根据上下文语境的不同指代的可能是不同实体，因此简单的文本匹配算法无法识别实体。近年来，深度学习开始被广泛应用于医学实体识别，目前，实验结果表明基于 BiLSTM CRF 模型（Bidirectional Long Short-Term Memory with a Conditional Random Field Models）能够达到较好的识别效果。由于数据来源的多样性，在医学知识融合的过程中存在近义词需要进行归类，目前，分类回归树算法、SVM 分类方法在医学实体对齐的过程中可以实现良好的效果。

4.医用机器人。医用机器人分为服务机器人和特种机器人两类，服务机器人包括手术、护理、检查、康复、咨询、配送等医疗康复机器人，特种机器人包括检验采样、消毒清洁、室内配送、辅助巡诊查房、重症护理辅助操作等卫生防疫机器人。

一是医疗康复机器人，应用范围最广且最具前景的是手术机器人。它结合高精度空间定位能力、快速计算能力、3D 数字化医疗影像技术，能够克服传统外科手术中精确度差、手术时间过长、医生疲劳、缺乏三维精度视野等问题，已经在普外科、肝胆外科、妇产科、泌尿外科、胸心外科等领域广泛应用。世界首例机器人手术是2001年纽约的"宙斯"（ZEUS）机器人系统为7000千米外的一位法国女患者实施的胆囊切除术。当前，全球范围内应用最广的手术机器人是达芬奇手术机器人，截至2016年上半年，达芬奇手术机器人共完成手术300万例，年均手术数量持续增长，2005年至2015年，从2.5万例增加到65万例。国内外科手术机器人同样处于高速发展阶段，并结合5G网络实现了远程机器人手术。2020年3月，在意大利专家的远程协助下，北京安贞医院瓣膜外科中心手术团队配合北京航空航天大学完成了PERCEVAL免缝合主动脉瓣植入，让一名老年主动脉瓣狭窄患者重获新生[①]。2021年4月至12月，北京积水潭医院脊柱外科与合作医院完成了48例远程机器人辅助胸腰椎骨折内固定术，全部患者骨折固定效果良好，均未出现并发症[②]。2021年，复旦大学附属华山医院为远在西藏的医疗队实施5G神经导航颅内肿瘤切除术，验证了"5G+神经导航手术"的可行性，为下一步开展远程机器人手术打下了基础。2022年4月，北京理工大学联合中国人民解放军总医院利用5G专网和MR技术实现了肝肿瘤微波消融手术导航机器人的成功应用。同月，上海体育学院运动科学学院与上海交通大学附属第六人民医院借助RealGait三维步态分析系统检测患者行走时肢体和躯干的运动特征，运用康复机器人对患者进行强制运动和智能评估，在康复治疗的评估与训练应用效果显著。

二是卫生防疫机器人，目前应用广泛的主要是室内配送和消毒清洁机器人。室内配送机器人方面，2020年3月，江西省南昌大学第一附属医

---

① 范敬凡、张紫馨、肖德强等：《5G远程操控与混合现实引导的肝肿瘤微波消融手术导航》，《中国数字医学》2022年第6期。

② 武玉多、蔡月日、翟羿等：《5G+人工智能在外科手术过程中的应用探讨》，《中国数字医学》2022年第6期。

院呼吸内镜中心部署了"5G+物流机器人"，为来院人员和医务人员提供自助式智能就医引导、检验标本自动配送、药品自动配送和多种方式自动消杀，累计配送次数达到3693次，提升了医院防护和服务能力。2022年9月，浙江省宁波市第一人民医院应用物流机器人运送手术所需要的耗材及器械，可替医护人员承担90%以上的物资运输任务，实现手术物资的自动流转，提高了医护人员的工作效率，降低院内感染风险。消毒清洁机器人方面，2020年4月，深圳市康宁医院在隔离治疗和康复治疗科室投放消毒清洁机器人用于环境消毒，已运行6000余小时，节约人力资源成本约17万元人民币。2020年12月，安徽省立医院、合肥市妇幼保健院在手术室、新冠隔离病房、方舱医院、发热门诊使用消毒清洁机器人进行消杀工作，护工远程操控执行消毒任务，避免发生交叉感染事件。另外，检验采样机器人也有部分应用，2021年9月，复旦大学附属中山医院开始试用静脉智能穿刺采血机器人进行血液检验采样工作，日服务量达到50～100人。

5.精准放疗。我国精准放疗应用水平与发达国家有很大差距，国产放疗设备精准放疗体系化较差，基层医疗卫生专业技术人员也缺乏足够的操作设备技能。以鼻咽癌为例，放疗是可以彻底治愈鼻咽癌的治疗手段，单个鼻咽癌患者需要勾画的CT或MR的数量高达三四百张，普通资质的医生需要4～6个小时进行GTV（肿瘤区）和CTV（临床靶区）的勾画工作。目前，已有借助人工智能模拟靶区勾画、剂量计算和优化、多模态影像配准等方面的工作，通过软件实现对脏器自动勾画，提升自动勾画精准度，靶区自动勾画和自适应放疗软件通过算法，30分钟即可完成一位患者全套CT片子的勾画。

（二）智能公共卫生服务

人工智能可助力公共卫生服务均等化发展及服务质量提升。

1.智能健康管理。通过"健康数据采集终端＋人工智能"实现贯穿用户全生命周期的动态健康数据采集、监测，并对各项数据指标进行综合智能分析，提高健康干预与管理能力，变被动的疾病治疗为主动的自我健康监控，可以应用于疾病预防、慢病管理、运动管理、睡眠监测、母婴健康管理、老年人护理等。华为、小米等企业推出的健康手环、健康腕表、可穿戴监护设备等[①]，对用户血压、血糖、血氧、心电等生理参数和健康状态信息进行实时、连续监测，实现在线即时管理和预警。

2.智能疾病筛查与预测。人工智能在疾病筛查与预测的主要应用是基因检测。传统高通量测序技术运算层面的主要解码和记录，难以实现基因解读，从基因序列中挖掘出的有效信息十分有限。基因检测结合人工智能通过建立初始数学模型，将健康人体的全基因组序列和RNA序列导入模型进行训练，让模型学习到健康人体的RNA剪切模式，然后通过其他分子生物学方法对训练后的模型进行修正，最后对照病例数据检验模型的准确性。基于人工智能的基因检测以更高测序通量、更准检测精度、更低费用推动疾病筛查与预测在基层医疗机构普及，其应用主要包括遗传病诊断、产前筛查与诊断、植入前胚胎遗传学诊断、肿瘤诊断等。2018年6月，华音康、华大基因、贝瑞基因等企业自主研发的第二代智能高通量基因测序仪已实现量产[②]。金域检验、迪安诊断等第三方检测机构也推动了人工智能在医学检测方面的应用。

---

① 于斌：《从高科技到烟火气：物联网远不止可穿戴设备》，《大数据时代》2020年第9期。
② 谷业凯：《解码生命有了国产利器》，《人民日报》2019年5月27日。

（三）智能药物研发

药物研发需要经历靶点筛选、药物挖掘、临床试验、药物优化等阶段。利用传统手段研发药物需要进行大量的模拟测试，导致药物研发过程周期长、成本高。制药公司平均成功研发一款新药需要10亿美元及10年左右的时间。保罗（Paul）等于2021年1月在*Drug Discovery Today*上发表了一篇文章，总结了人工智能技术在新药研发的5个重要部分，即药物设计、化学合成、药物再利用、多重药理学、药物筛选中的巨大潜力，业界开始尝试利用人工智能开发虚拟筛选技术，发现靶点、筛选药物，以取代或增强传统的高通量筛选（HTS）过程，提高潜在药物的筛选速度和成功率。通过机器学习和自然语言处理技术可以分析医学文献、论文、专利、基因组数据信息，发掘候选药物，并筛选出针对特定疾病的有效化合物，从而大幅缩减研发时间与成本。

（四）智能医院管理

人工智能在医院管理方面日益发挥着重要作用，人工智能在医院管理的应用主要包括优化医疗资源配置和弥补医院管理漏洞。在优化医疗资源配置方面，人工智能通过机器学习等根据医院已有信息进行建模，制定实时工作安排，优化医院服务流程，最大限度利用好现有医疗资源。在弥补医院管理漏洞方面，人工智能可从互联网、新闻媒体等渠道收集用户评价，通过自然语言处理技术将非结构化的评价数据处理成能被系统识别的结构化数据，根据相应的数据模型，对评价进行分类与统计，挖掘评价真实含义，最后将信息以可视化形式呈现给医院的管理者，通过系统分析告知医院管理漏洞。美国、欧盟也加大了对医学人工智能产业投资，2019

年CB Insights发布的全球人工智能100强企业名单中共有14家企业处于卫生保健领域，包括专注医院管理的美国Qventus公司和LeanTaaS公司。美国Qventus人工智能系统已帮助客户医院在患者就诊时间冲突、手术等待、患者平均等待就诊、患者平均在院停留时间等方面作出了改善，使患者满意度得到明显提高。

（五）智能教学与科研

1.智能医学教育。结合人工智能算法和虚拟现实、增强现实等技术建立医学教育情景模拟平台，一是按照疾病诊疗过程特点，为医生提供便捷、有效的线上仿真模拟训练，也可结合线下仿真模拟场景训练（临床技能中心、虚拟手术室等），实现临床能力培养的序贯性、一体性和整体性。同时，从培训病历的完成度、基本技能的准确性、病历诊疗的逻辑性等几方面对医生进行综合评价。二是基于真实的临床病例，模拟真实场景，为医生提供浸润式培训及测试系统，也可以通过线上方式，根据医生实际水平，向基层医院输出标准化的高效培训平台。通过对同病种不同患者的临床路径进行聚类分析，形成临床路径集，模拟虚拟患者的状态和诊疗过程。医生需通过询问病情、检查身体、辅助检查，做出诊断，然后进行诊疗。同时，根据模拟患者不同的就诊阶段状况，引导医生作出相应的诊疗措施，虚拟病人会根据医生的诊疗措施，给出相应的身体状态变化、结果报告、执行后状态等，从而让医生在模拟场景中得以有序、有针对性地完成培训[①]。

2.医学科研支撑。人工智能助力临床医学科研诊断平台，基于数据生

---

① 贾方、李旻、孙茹蓉等：《情景模拟教学在内科住院医师规范化培训中的应用》，《中国继续医学教育》2019年第31期。

命周期和科研应用视角，通过医疗大数据清洗和整合方法，打破临床信息孤岛，实现科研数据整合，助力临床科研一体化，提升病历搜集和数据管理的效率，有效支撑科研方案确定、数据收集、数据筛选、数据管理等。此外，通过对电子病历、临床病例、医学文献、医学指南等进行数据挖掘，帮助一线从业人员及科研人员发现疾病规律，开展疾病相关性分析、患病原因分析、疾病谱分析等，并建立新的研究课题。2019年4月，新华三集团发布"数字大脑计划"，协助四川大学华西医院进行关于开展卵巢癌的相关课题，得出血小板与淋巴细胞的关系对卵巢癌诊断具有重要价值的成果。

四、医学人工智能的机遇与挑战

（一）发展机遇

我国在医学人工智能应用起步较晚，但是通过充分发挥政策扶持、智力资源、产业基础、金融资本助力等方面的优势，我国正在从全球竞赛中实现弯道超车。人工智能与医学的融合发展，提高了医疗技术水平与医疗服务效率，通过为医生与医疗设备有效赋能，能更好地服务于患者。经过多年的持续积累，我国医学人工智能领域取得重要进展，部分领域核心关键技术实现重要突破，语音识别、图像识别等细分技术世界领先。在Blizzard Challenge、CIC Challenge、LUNA等国际竞赛中，我国企业、科研院校多次获得冠军。我国的图像识别、中文信息处理、生物体征识别、虚拟现实、增强现实、机器人等人工智能技术正逐步进入医疗卫生行业，并得到实际应用，相关医学人工智能创新创业日益活跃，一批龙头骨干企业成长迅速，在国际上获得广泛关注和认可。我国快速发展的技术能力与海量的医疗数据资源、巨大的应用需求、开放的市场环境有机结合，形成了我国医学人工智能产业发展的独特优势。当前，我国医学人工智能产业面临进一步深入发展的历史性机遇。

1.民生导向激发新需求。医疗健康是人民群众最根本的民生需求之一。当前，卫生健康行业的难点聚焦于医疗服务能力无法满足人民群众日益增长的医疗健康服务需求。一是需求侧。在人口老龄化加速、慢性病蔓延的形势下，我国民众对医疗卫生服务的需求持续快速增长。根据World Bank统计数据，2002年我国65岁人口占比达7.01%，已进入老龄化社会，2010年进入深度老龄化阶段，即65岁以上人口超过总人口的14%，预计2035年后，中国将和英国等欧洲国家一起进入超级老龄化社会，即65岁以上人口超过总人口的20%[①]。与此同时，我国心脏病、高血压、糖尿病等慢性病发病率呈逐年递增态势。据国家卫生健康委最新统计数据显示，我国现有慢性病患者已经超过2.6亿人，由慢性病导致的疾病发病数量占疾病总量的70%左右，造成的死亡人口占所有死亡人口的85%左右。二是供给侧。相比庞大的人口基数，我国医疗资源供应量严重不足，供需间存在巨大缺口。据统计，2022年全国医疗卫生机构床位975万张，每千人口医疗卫生机构床位数由2021年的6.7张增加到2022年的6.92张。全国卫生人员总数1441.1万人，比上年增加42.5万人（增长3%）。每千人口执业（助理）医师为3.15人，每千人口注册护士为3.71人。同时，我国医疗资源分布不均匀，据《2021年中国卫生健康统计年

[①] 郜勇、张强、刘炜等：《医院医学装备数字化转型发展分析与建议》，《中国数字医学》2022年第2期。

鉴》[1]，我国三甲医院42%位于东部地区，西部地区三甲医院的数量仅占29%。我国优质医院集中于东部沿海，主要集中在北京、上海、广州等一线城市，其中北京的保有量居首位。大量患者涌入一线城市求医问诊，核心医院人满为患、医生超负荷运转。从全国总体来看，2015年我国医疗卫生机构总诊疗人次为77亿人次，其中三级医院、二级医院、一级医院和基层医疗卫生机构的诊疗人次占比分别为19.48%、15.19%、2.72%和56.36%。2020年我国医疗卫生机构总诊疗人次为77.4亿人次，其中三级医院、二级医院、一级医院和基层医疗卫生机构的诊疗人次占比分别为22.26%、14.99%、2.58%和53.23%。数据反映出基层就医比重有所减少，患者基层首诊率不高，优质医疗机构和非核心医疗机构供需不均衡的局面还在加剧。当前，大力推进医学人工智能将有效促进健康医疗服务的创新供给和信息资源的开放共享，大幅提升健康医疗服务能力和普惠水平。

2.为技术突破提供新手段。随着计算能力、算法模型、数据资源等基础条件日渐成熟，人工智能开始在卫生健康等多个领域得到应用。

一是助力计算能力显著提升。GPU显著提升了计算性能，拥有远超CPU的并行计算能力。由于处理器计算方式的不同，CPU擅长处理面向操作系统和应用程序的通用计算任务，而GPU擅长完成与显示相关的数据处理，能够进行多内核处理并行计算，适合处理如医学影像诊断等问题。此外，FPGA（Field Programmable Gate Array）也被越来越多地应用在人工智能领域。FPGA是在PAL、GAL、CPLD等可编程逻辑器件的基础上进一步发展的产物，作为专用集成电路领域中的一种半定制电路而出现的，既解决了全定制电路的不足，又克服了原有可编程逻辑器件门

---

① 参见国家卫生健康委员会：《2021年中国卫生健康统计年鉴》，中国协和医科大学出版社2021年版。

电路数有限的缺点。由于深层神经网络包含多个隐藏层，大量神经元之间的联系计算具有高并行性的特点，具备支撑大规模并行计算的FPGA和GPU架构已成为现阶段深度学习的主流硬件平台。FPGA和GPU架构能够根据应用的特点定制计算和存储的结构，方便算法进行微调和优化，实现硬件与算法的最佳匹配，获得较高的性能功耗比。

二是助力算法模型创新发展。深度学习通过构建多隐层模型和学习海量训练数据，可以获取数据的有用特征。通过数据挖掘进行海量数据处理，自动学习数据特征，尤其适用包含少量未标识数据的大数据集。深度学习采用层次网络结构进行逐层特征变换，将样本的特征表示变换到一个新的特征空间，从而使分类或预测更加精准。自2006年7月加拿大认知心理学家计算机科学家杰弗里·辛顿（Geoffrey Hinton）提出DBN（Deep Belief Networks，深度置信网络）以来，深度学习的发展经历了一个快速迭代的周期，其中CNN（Convolutional Neural Network，卷积神经网络）已成为图像识别领域中应用最广泛的算法模型。在利用CNN进行图像理解的过程中，图像以像素矩阵形式作为原始输入。第一层神经网络的学习功能通常是检测特定方向和形状边缘的存在与否，以及这些边缘在图像中的位置。第二层往往会检测多种边缘的特定布局，同时忽略边缘位置的微小变化。第三层可以把特定的边缘布局组合成实际物体的某个部分。最终，通过全连接层把这些部分组合起来，实现物体的识别。目前，CNN已广泛应用于健康医疗行业特别是医疗影像辅助诊断，用以实现病灶区域检测和特定疾病的早期筛查。

三是助力数据资源增长显著。随着医疗信息化进入大数据时代，医疗健康行业的数据量已呈现指数级增长。医疗健康数据主要可以分为四大类：①医疗机构数据。医疗机构平均每年会产生1TB至20TB的数据量，部分大型医院一年产生的医疗数据量甚至达到了PB级别。在数据种类方面，医疗机构数据不仅涉及服务结算数据、行政管理数据，还涉及大量门诊住院数据，包括门诊记录、住院记录、影像学记录、用药记录、手术记录、医保数据等。②基因及临床试验数据。大量基因数据、临床试验数据的积累促进和加深了人类对疾病与基因之间映射关系的认识，使针对患者个体的精准医疗成为可能。③患者健康相关数据。主要包括由可穿戴设备采集的患者个人体征健康数据，各类网上轻问诊平台采集的用户网络行为数据，例如挂号问诊、网络购药、健康管理、医患沟通等。④医保及支付数据。是指与付费方相关的审核、报销记录，主要包括患者支付记录、报销记录、医药流通记录等。通过自然语言理解、机器学习等技术，大量文本、视频、图像等半结构化、非结构化数据得以被分析利用，各种医疗卫生数据互通共享而形成的个人完整生命周期的医疗卫生大数据，为人工智能在医疗卫生行业的应用提供了有力的支撑。

3. 政策出台营造新环境。近年来，我国各级相关政府部门陆续颁布多项政策，从人才培养、技术创新、标准监管、行业融合、产品落地等方面做出了相关指导。2016年7月，国务院办公厅发布《关于促进和规范健康医疗大数据应用发展的指导意见》。该方案明确指出，支持研发健康医疗相关的人工智能技术、生物三维（3D）打印技术、医用机器人、大型医疗设备、健康和康复辅助器械、可穿戴设备以及相关微型传感器件。2016年5月，国家发改委、科技部、工业和信息化部、中央网信办联合发布《"互联网＋"人工智能三年行动实施方案》明确指出，支持在制造、教育、环境、交通、商业、健康医疗、网络安全、社会治理等重要领域开展人工智能应用试点示范。2017年，国务院印发《新一代人工智能发展规划》明确指出，围绕教育、医疗、养老等迫切民生需求，加快人工智能创新应用，为公众提供个性化、多元化、高品质服务。同年，工业和信息化部发布《促进新一代人工智能产业发展三年行动计划（2018—2020年）》明确指出，推动医学影像数据采集标准化与规范化，支持脑、肺、眼、骨、心脑血管、乳腺等典型疾病领域的医学影像辅助诊断技术研发，加快医疗影像辅助诊断系统的产品化及临床辅助应用。2018年4月，国务院办公厅印发《关于促进"互联网＋医疗健康"发展的意见》明确指出，支持研发医疗健康相关的人工智能技术、医用机器人、大型医疗设备、应急救援医疗设备、生物三维打印技术和可穿戴设备等，提升医疗健康设备的数字化、智能化制造水平，促进产业升级。纲领性文件的先后出台，代表着国家对人工智能等新一代信息技术在健康医疗等领域发展和应用的支持与鼓励，为人工智能在我国医疗卫生行业生根发芽提供了土壤。2021年10月，工业和信息化部办公厅、国家药品监督管理局综合和规划财务司联合印发《关于组织开展人工智能医疗器械创新任务揭榜工作的通知》指出，以智能产品与支撑环境为关键方向，征集并遴选一批具备较强创新能力的单位集中攻关，加快推动人工智能与医疗器械深度融合发展，促进新技术、新产品落地应用。12月，工业和信息化部等10部门联合印发《"十四五"医疗装备产业发展规划》提出，加快智能医疗装备发展，鼓励医疗装备集成5G医疗行业模组，嵌入人工智能、工业互联网、云计算等新技术，推动医疗装备智能化、精准化、网络化发展。同月，中央网络安全和信息化委员会印发《"十四五"国家信息化规划》提出，加强人工智能、大数据等信息技术在智能医疗设备和药物研发中的应用，构建普惠便捷的数字民生保障体系。

4.医疗信息化水平实质性提升。国家高度重视健康医疗大数据发展，大力推动国内电子病历、电子健康档案的普及以及国家和区域全民健康信息平台建设，极大推动健康医疗数据资源互联互通和共享交互，医学术语等相关标准制定也推动医疗数据质量得到显著改善。在平台助力下，大量医疗数据、居民健康档案数据、基于可穿戴设备的健康及行为监测数据、社交网络等数据的交叉融合成为可能，相关医疗机构也已形成融合了影像、基因及检验检查数据在内的肿瘤、心脑血管等疾病专病数据库，为智能医疗健康发展打下良好基础[1]。"十三五"以来，国家卫生健康委坚持信息标准研发和信息标准应用同步推进，全民健康信息化标准体系基本形成，全民健康信息标准化应用取得显著成效。一是先后发布《全国医院信息化建设标准与规范》《全国基层医疗卫生机构信息化建设标准与规范》《全国公共卫生信息化建设标准与规范》，这三项标准与《关于加强全民健康信息标准化体系建设的意见》形成了卫生健康行业信息化建设标准"三位一体"架构体系，有效推动信息化建设的标准化规范化，提升了医疗卫生机构信息互通共享水平。二是卫生健康行业信息化基础标准基本完备，先后发布基础、数据、技术、安全隐私和管理等五大类251项卫生信息标准，有效支撑和保障了全民健康信息化建设工作，全民健康信息化基础标准基本完备。三是医院信息化标准全面深化，国家卫健委先后印发《医院信息平台应用功能指引》《医院信息化建设应用技术指引》《全国医院信息化建设标准与规范》《全国医院数据上报管理方案》和《全国医院上报数据统计分析指标集》等规范性文件，全面描绘了全国医院信息化功能、适宜技术选择和软硬件建设的标准，医院信息化建设标准框架体系基本完善。2019年6月，人民卫生出版社出版《现代医院信息化建设策略与实践》[2]一书，全面总结分析了改革开放以来全国医院信息化发展的经验和

---

[1] 李春林、赵翠、司迁等：《智慧医疗的发展现状与未来》，《生命科学仪器》2021年第2期。
[2] 参见沈剑峰：《现代医院信息化建设策略与实践》，人民卫生出版社2019年版。

教训，采纳了国内外大量经验教训，为我国医院全面描绘了医院信息化的建设和应用规划"蓝图"，并对国家已经发布的数据元、数据集、共享文档、功能指引、技术指引和建设标准规范提出了实施建议。2021年9月，人民卫生出版社出版《现代智慧医院建设策略与实践》①一书，从人工智能、大数据、区块链、5G、互联网、云计算、物联网等技术创新应用角度，精选了42项卫生健康行业创新应用，针对新一代信息技术强化医疗健康行业信息化应用建设提出新的发展思路，展示了42个可落地的具体应用，为广大医疗健康行业从业者提供了新一代信息技术落地的新思路、新方法、新路径，为全国医院信息化建设提供了全方位、多维度、多层次综合指导，有效支撑了智慧医院建设和应用发展，有效缓解了"医院信息化需求不断增长和医院信息化建设水平技术应用能力不平衡不充分发展"的主要矛盾。据5年来对全国31个省份1500多家医院信息化功能实现情况和信息化软硬件建设成效的监测评估，全国二级以上医院信息化功能的实现率增加19.4%（从42.2%增长到61.6%），医院信息化功能实现呈明显上升态势。

5.智能医疗健康技术迅猛发展。核磁共振（MRI）、彩超、CT等国产高端医学装备智能化水平不断提升，东软医疗、上海联影、深圳迈瑞、锐达医疗等企业市场份额不断扩展，华大基因、贝瑞基因等企业自主研发的高通量基因测序仪已实现量产。同时，阿里健康、腾讯觅影、雅森科技等加快布局医学影像辅助诊断、临床辅助决策等医学人工智能技术。

6.产业跨界融合持续深化。我国医疗机构加快与信息技术企业跨界合作，例如阿里云联合医疗机构推出精准医疗应用云平台，开展患者虚拟助理、医学影像、精准医疗、药效挖掘、新药研发、健康管理等应用

---

① 参见沈剑峰：《现代智慧医院建设策略与实践》，人民卫生出版社2021年版。

实践。腾讯云与医疗机构合作发布生物基因云计算解决方案，开放腾讯云的计算、存储及人工智能能力，助力智能医疗产业发展。

（二）面临挑战

1.标准不健全、协同难度大。医用机器人、医学影像辅助诊断系统、智能临床决策支持系统、智能健康监测设备等产品标准、审评标准、临床应用规范、临床诊疗路径和技术指南等尚不健全，数据安全、数据质量控制等标准有待进一步制定，产品安全性、数据真实性、算法透明度和有效性等标准有待完善。同时，由于医疗数据归属权、采集交换标准不明确，医院之间以及医院和家庭之间存在信息孤岛，且80%以上的数据属于非结构化数据，削弱了医疗数据整合和挖掘能力。

2.整体技术实力与应用水平仍然较低。我国医学人工智能产业总体处于起步阶段，相关企业研发投入比例低，原始创新能力较弱，技术优势仅限于单一领域研究，医疗多模态数据、多类人工智能模型的集成学习、小样本领域模型训练、知识迁移等技术亟待提高。同时，由于许多企业使用国外公开数据集或自采数据集训练医学人工智能产品，且急于吸引投资进入市场，忽视企业自身实力建设、产品功能提升等核心问题，导致出现大量同质化产品，水平良莠不齐。

3.面临社会伦理风险。随着医学人工智能成熟和大规模应用，可能会带来一系列社会伦理风险。因为人类看不到人工智能推理和得出结论的过程，对医学人工智能的可靠性、安全性存在疑虑。医用机器人、智能辅助诊疗等应用的民事与刑事责任确认、隐私和产权保护、信息安全等问题有待进一步研究，并建立相应的追溯和问责制度，明确医学人工智能应用的法律主体以及相关权利、义务和责任等。

4.医学数据库等公共服务平台尚不完善。医学人工智能从建模、训练到结果评判都需要高质量的医学数据库支持。多数企业通过与医院进行"科研合作"免费试用的方式获取有限数据，数据完整性、真实性无法保障。尽管部分企业和机构正在加快基因组、医学影像、数字病理、临床、健康等公共医学数据库建设，但从整体来看，我国医学信息库样本数据较少，且未实现互联互通，无法为产业提供算法测试训练、产品检测验证、行业数据支撑等公共服务。

5.高端交叉人才匮乏。尽管我国有较好的医学研究、计算机技术、软件技术等学科基础积累，由于受到多重条件限制，且还存在高端交叉复合型人才稀缺、单学科优势明显但未能很好协同整合等困境，严重影响了临床实践核心需求和问题向人工智能技术和方法的转化效率，阻碍了医学人工智能产品的研发和应用。

五、医学人工智能取得阶段性成效

国家卫生健康委切实贯彻习近平总书记"为人民创造美好生活的需要出发，推动人工智能在人们日常工作、学习、生活中的深度运用"这一重要指示精神，落实党中央、国务院关于推动人工智能发展的决策部署，按照《新一代人工智能发展规划》《关于促进"互联网＋医疗健康"发展的意见》等文件要求，坚持新发展理念，以服务人民健康为中心，加大政策支持和统筹协调，加强潜在风险研判和防范，创新健康服务模式，推动健康产业提档升级，近5年来大力推进人工智能等新一代信息技术的应用，取得阶段性成效。

（一）稳妥推进医学人工智能应用发展

一是试点开展医学人工智能应用和社会治理实验。2019年5月，国家卫生健康委在上海、浙江、福建、安徽、深圳试点开展医学人工智能应用120余项，并联合中央网信办围绕应用效果、医护人员影响、卫生政策制定、医学伦理等方面开展社会治理实验。

二是全面推进医学人工智能应用和社会治理实验。我国在总结试点工作的基础上，为发挥我国巨大人口数量、海量健康医疗数据和庞大医疗健康服务市场规模优势，围绕现代卫生健康发展和疫情防控需求，突破医学人工智能应用关键核心技术、增强原始创新能力、加强风险研判和防范、完善应用创新发展支撑保障机制。2021年9月，国家卫生健康委联合中央网信办在北京、上海、浙江等15个省（区、市）建设国家智能社会治理实验特色基地，推动医学人工智能应用257项，全力推进医学人工智能应用和社会治理实验。

（二）医学人工智能应用取得阶段性成效

1.提升基层医生服务能力。安徽省应用自然语言处理、人机交互等人工智能技术建立了智医助理系统，提供常见病辅助诊疗、医嘱和门诊病历质控、慢病个性化管理等辅助诊疗功能。3年来已覆盖全省1699个乡镇卫生院、社区卫生服务中心和1.7万个村卫生室，为3.3万名基层医生提供辅助诊疗2.8亿余次。

2.优化医疗服务流程。浙江省提供自助结算、诊间结算、移动终端结算等智慧结算方式，方便患者结算费用，门诊智慧结算率达79.1%，提升了患者就医便捷性。上海市应用精准预约和智能预问诊系统，三级医院平均候诊排队时间低于30分钟，初步实现"候诊即就诊"。

3.提高医疗服务质量。北京大学第三医院基于智能药学知识图谱在北京市海淀区基层医疗卫生机构建立智能处方前置审核系统，实现处方自动审核、不合理处方拦截等功能，近1年来审核处方30多万张，有效提高了基层处方质量。

4.提高临床诊疗水平。浙江医院应用智能重症医学辅助决策系统，近1年来使用1600余次，重症患者评估准确率达100%，脓毒症预测准确率达89%，死亡风险预测准确率达93%。上海瑞金医院集成视觉、触觉等传感器研制智能监测床，有效监测患者行为状态，无感获取患者呼吸、脉搏、心电等生命体征信息，实时提醒预警，2年来已监测住院患者1.33万例，患者院内不良事件率下降了50%。

5.提升患者康复效率。复旦大学附属华山医院、天津市第一中心医院、山东青岛大学附属医院等医院应用康复训练机器人，帮助瘫痪患者改善和恢复肢体运动功能，近1年来治疗患者3万余例，有效提高康复治疗针对性，缩短康复时间，降低治疗费用。

6.提高医生工作效率。福建省立医院应用智能语音识别和自然语言处理技术采集口腔门诊病历和超声检查结果，3年来采集电子病历数据3800万字，识别速度180字/分钟，语音识别准确率达97%。

7.提升应急救援能力。上海市应用人工智能和5G技术研制智能搜救犬，在地震、火灾等应急救援场景下具备地形勘探、生命搜救和医疗急救物资配送等功能，并与120、医院指挥系统联动，将第一视角视频上传指挥中心，实现现场医生救治指导和急救资源部署调度，有效提升应急救援的处置能力。

8.促进健康产业发展。近1年来15个特色基地积极推进医学人工智能应用，大力促进健康产业发展，开展257个应用场景，涵盖5G应用预防传染病和突发公共卫生事件、优质医疗服务能力提升、健康中国建设等内容。2022年，海南"基于5G物联网的基层医疗机构能力提升工程"和"三医联动一张网"项目已投入3.4亿元。北京市卫生健康委推动百万元级的医学人工智能应用项目8个。安徽省卫生健康委推动百万元级的医学人工智能应用项目10个。

9.取得大量研究和应用成果。15个国家智能社会治理实验基地经过1年来的建设，发表相关论文78篇、论著2部，取得专利29项、软件著作权36项，提出技术规范14项，16个项目入选"2022年智能社会治理研究选题清单"。

为深入推动人工智能社会实验工作，2021年4月，中央网信办与国家卫生健康委等五部门面向实验地区征集了一批实验案例。经专家组严格评审，遴选出40个实验地区典型案例，其中，卫生健康领域有13个典型案例，占32.4%。2022年，中央网信办面向国家智能社会治理实验基地征集了一批研究选题，经过专家评审，卫生健康领域共有13项研究选题进入专家推荐的优秀选题名单，其中，一等奖1个、二等奖1个、三等奖11个，获奖数量和质量在参与人工智能社会治理综合实验研究的8个部委中排名第一。2022年，安徽省智医助理被中央网信办推荐为党的二十大主题成就展典型案例。2022年5月，国家卫生健康委发布"2022年度人工智能等新技术应用典型案例"，涉及智慧医院、临床辅助决策、医院信息平台、医学影像云、智慧药学、医疗社会管理、医院管理等共34项。

（四）全面宣传人工智能等新一代信息技术应用成果

2022年9月，国家卫生健康委在卫生健康信息化工作进展成效新闻发布会上，介绍了党的十八大以来卫生健康行业新一代信息技术应用进展情况，具体包括提升基层医生服务能力、优化医疗服务流程、提高医疗服务质量、提高医护工作效率、提升应急救援能力等方面的内容。10月11日，央视二套《消费主张》播出卫生健康行业新一代信息技术应用专题。2022年，《人民日报》两次专题报道了海南省特色基地的5G在卫生健康行业的应用，通过5G网络让基层患者享受专家级诊疗服务的案例。

六、医学人工智能应用发展保障措施

（一）加强医学人工智能国家层面指导

开展国家医学人工智能发展顶层设计，规划重点应用发展领域，明确我国医学人工智能应用发展方向和重点内容，确保医学人工智能安全可靠、有效可用、全程可控。

（二）完善行业数据库和应用标准体系

构建医学数据库和知识库，支持医学人工智能产品优化和测试训练，推动产品标准、审评标准、临床应用规范等制定，强化数据安全和质量控制，积极参与国际标准制定工作。

（三）加强医疗质量和伦理安全保障

强化健康医疗人工智能产品和系统安全防护，建立医学人工智能伦理道德框架，明确法律主体以及相关权利、义务和责任等，制定研发设计人员的道德规范和行为守则。

（四）加强复合型专业人才培养与引进

推动科研院校设置医学人工智能学科、课程，依托行业组织构建人工智能职业教育培训体系，利用互联网方式培养实用型复合型人才，加强国际优秀人才的交流引进。

（五）鼓励先行先试推进应用创新发展

以服务广大人民群众健康为目的，以临床需求为导向，鼓励各地积极开展探索研究，推进一批基础条件好、安全与伦理风险可控的领域开展试点，总结可复制的经验和模式。

第二章

智能采血机器人

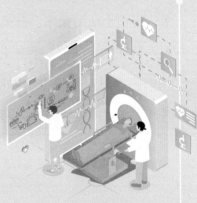

智能采血机器人，全称为全自动静脉智能穿刺采血机器人，是结合机器视觉技术以及基于生物识别技术的智能导航控制技术，能够精准识别血管的位置、深度及走向，智能规划导航静脉穿刺路径。可以自动完成装载采血管、采血针、绑扎压脉带、识别静脉血管、喷消毒液、精准穿刺、采血量控制、血液标本混匀等全链条血液标本采集工作。

智能采血机器人具有采血成功率高及无痛等优点，可实现静脉采血的智能化、信息化和标准化。采血工作简单且重复率高，据统计，每年约有20%的护士在采血工作中受到针刺伤害。智能采血机器人通过人工智能技术，将护士从高频率、高风险、低临床价值的采血工作中解放出来，实现无人值守的自动化、智能化采血，7×24小时待命，安全、便捷、高效。2021年9月，复旦大学附属中山医院完成上海首台智能采血机器人的安装并投入使用，成为我国完全自主知识产权的人工智能医疗设备。

‖ 画者简介 ‖

陈海燕，女，1982年2月出生。复旦大学附属中山医院心血管内科学博士，复旦大学附属中山医院心脏超声诊断科副主任，上海市医学会科普分会青年委员会副主任委员，复旦大学医学科普青年联盟副理事长。

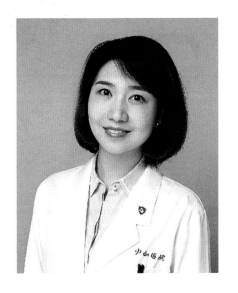

画者寄语

热衷青少年医学科普，期望通过健康科普在青少年心中播下健康的种子，培养更多医学科普的传播者与践行者。

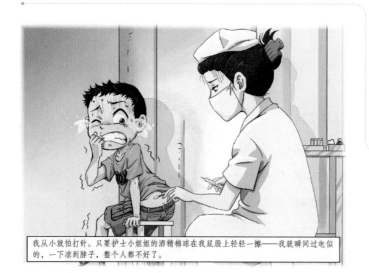

我从小就怕打针。只要护士小姐姐的酒精棉球在我屁股上轻轻一擦——我就瞬间过电似的，一下凉到脖子，整个人都不好了。

1.怕打针简直是一个太普遍的问题了，哪怕称之为"人之常情"也不为过。

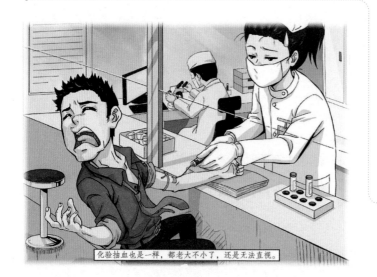

化验抽血也是一样，都老大不小了，还是无法直视。

2.有多少人愿意直视冰冷的针尖扎破自己的皮肤、扎进自己的血管？这与是否勇敢无关，是人类防御危险的自然反应。

3. 但是，如果有一种机器人，能够像蚊子那样，无痛进针、精准采血，您觉得怎么样？

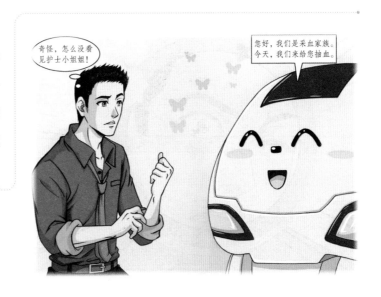

4. 听起来有点不可思议，是不是？

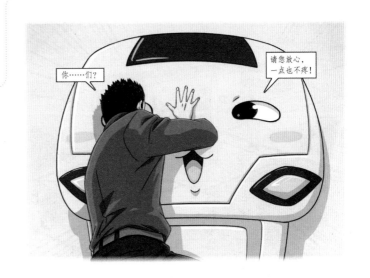

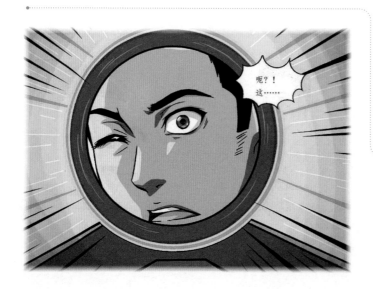

5.为了消除您心中的疑虑，今天，就邀请您和主人公一起，一探究竟吧！

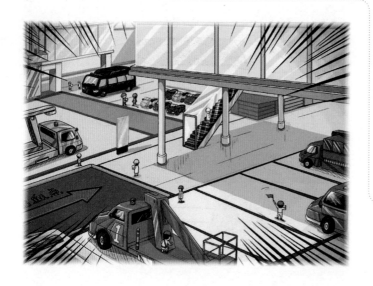

6.这位采血机器人可不简单，它是在上海安装完成的首台智能采血机器人，我国拥有完全自主知识产权。

7. 机器人采血和人工采血效果一样吗？采血针扎不准怎么办？会不会被扎痛？您是不是也有一样的疑问呢？

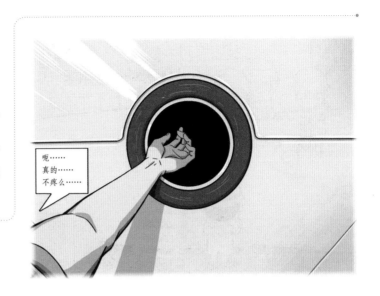

8. 采血机器人是结合机器视觉技术以及基于生物识别技术的智能导航控制技术，能够精准识别血管的位置。

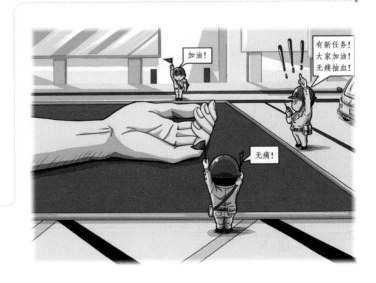

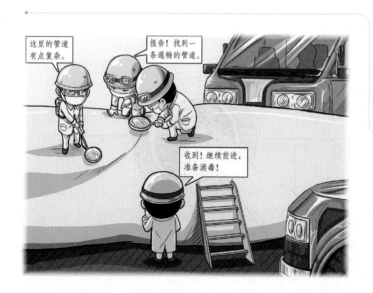

9.采血机器人经过深度学习，非常熟悉采血的全套流程。

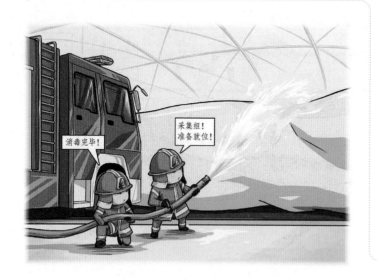

10.回忆一下，在人工抽血化验的时候，护士小姐姐是不是会用酒精棉球先给采血区域消毒？机器人同样会严格遵守采血原则：先消毒，后扎针。

11. 护士小姐姐在扎针前会在手臂扎上一根止血带，作用是挡住血管内血液的回流，让血管鼓起来，便于识别，这个本领，机器人也会哦！

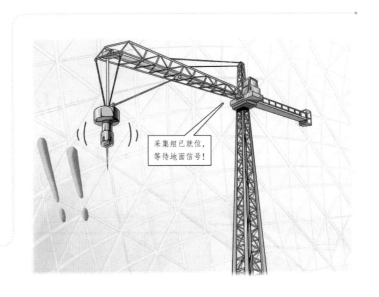

12. 除此之外，在采血过程中，机器人会探查每个人的血管条件，智能判断并执行个性化的下针位置、深度、方向和角度。

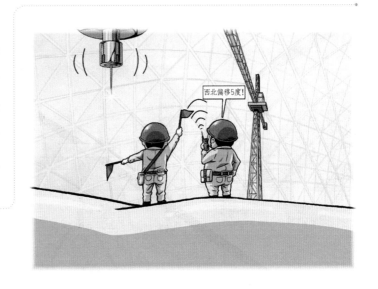

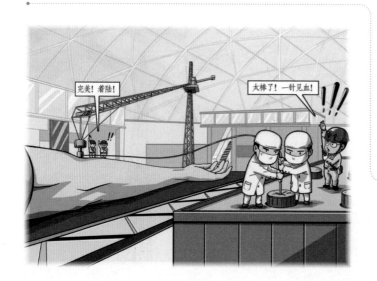

13. 机器人肚子里储备了足够的真空采血管，利用负压就可以快速采集足够的血液供测量使用。

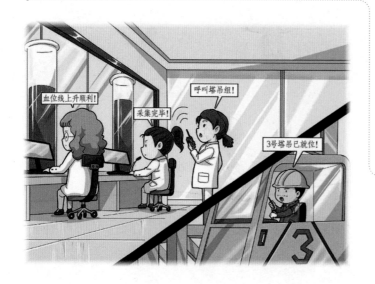

14. 机器人也专门设置了血量控制台，会实时监控、精准把控采集血量，绝对不会浪费您一滴血哟！

15. 采血管底部预置了不同血液检查所需的预处理药品。

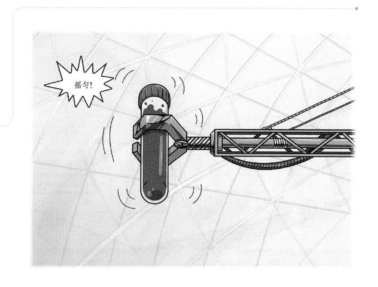

16. 采集完成后，专职机器手臂会熟练地完成摇匀、交接等任务，以最快的速度让您的血液标本搭乘最近一班车前往离心器，进行离心检测。

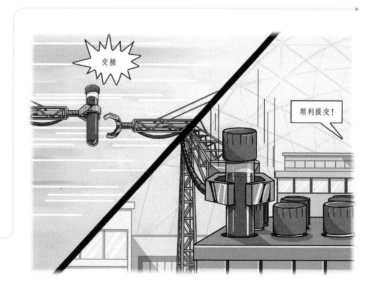

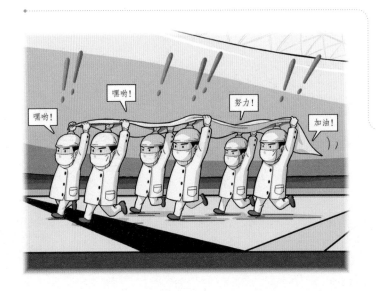

17. 采血针还在采血的时候，另一支队伍就已经上路啦！

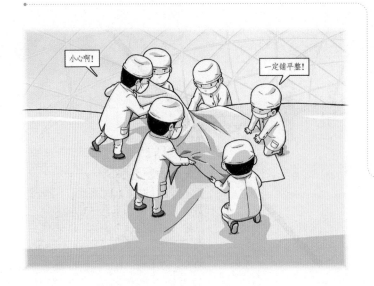

18. 他们时刻准备着，采血针一完成任务，就会在您的采血针眼处贴心地盖上一张止血创可贴。

19.装载采血管、采血针、绑扎压脉带、识别静脉血管、喷消毒液、精准穿刺、采血量控制、血液标本混匀等，听起来非常复杂的任务，采血机器人一眨眼的工夫就能完成。

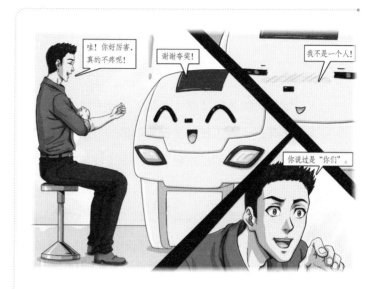

20.如果您也想要感受这位采血机器人的服务，只需要在完成采血检验的医嘱申请后，前往采血中心，坐到采血机器人前，刷就诊卡读取采血信息，然后伸出手臂，根据机器人的语音引导完成采血，最后自行按压止血即可。

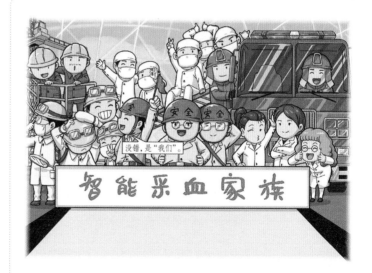

‖ 专家点评 ‖

人工智能赋能医疗健康，改变了医疗手段、医疗模式，为健康行业带来了巨大变革。近年来，人工智能在健康场景的供给和需求侧都发挥了显著作用，数字化、网络化、智能化的设施和解决方案正在与医疗场景加速融合。一家真正好的医院，不能只做好临床，还要通过科研创新来提升各项技术水平，带动行业一起发展。复旦大学附属中山医院将"数字孪生全方位"的大数据智能理念，运用于上海国际医学技术转化创新中心的建设中，构建多方协作、线上线下相融合的"数字孪生"中山生态圈，延伸医疗服务"上下游"，不断改善就医体验，打造医疗健康行业的联合创新示范，为建设世界一流的创新型智慧型现代化医院不懈奋斗。

中国科学院院士，复旦大学附属中山医院院长　樊　嘉

通过数字化建设推动临床诊疗规范、运营管理，提升病理分析能力、为患者服务的能力。围绕患者需求出发，不断开拓创新，实现高水平、均质化、温馨的医疗服务，采血机器人的上岗是复旦大学附属中山医院对智慧医疗服务的一种探索，后续医院还将采用更多人工智能的技术，不断优化流程，搭建更加高效精准的全链条自动化检验服务平台，建立人性化、功能化、智能化的医疗生态。

复旦大学附属中山医院党委书记、整形外科主任医师、医学博士　顾建英

心脏超声是诊断心血管疾病的首选影像工具，机器学习应用于心脏超声能够自动识别图像，实现病变自动分类、自动定量和室壁运动分析等功能，具有快

速、准确性高、重复性高、一致性高等优点，未来该技术可辅助超声新手有效避免误诊，早日将心超医生从繁琐的低值重复工作中解放出来。

上海市心血管病研究所副所长，复旦大学附属中山医院

心脏超声诊断科主任　舒先红

第三章

人工智能机器人
家庭医生

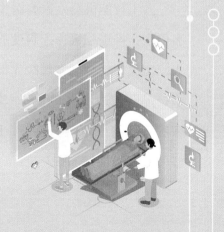

　　人工智能机器人家庭医生助力健康管理，包括身体健康管理与精神健康管理两个方面。在身体健康管理方面，主要利用可穿戴设备及各种传感器获取家庭成员实时健康数据、计算机视觉技术获取图像数据、医疗云平台获取电子病历数据，机器人家庭医生通过这些数据分析用户健康水平，实现风险识别、智能在线问诊、慢病管理、生活方式建议等功能；在精神健康管理方面，主要利用人脸识别、语音识别等人工智能技术，进行情绪及精神状态识别，实现对精神疾病的预测和治疗。

　　人工智能机器人家庭医生助力大众健康管理，让优质医疗资源普惠更多群众，推进分级诊疗制度的落实。站在当下，畅想未来，人工智能机器人家庭医生将会把智慧医疗带入每一个家庭、每一个社区。当然，现在很多产品还在进步中，用户体验有待加强，但这并不妨碍人工智能机器人家庭医生将成为一个趋势，助力赋能健康中国，实现人人享有健康的美好愿景。

‖ 画者简介 ‖

曾敏婷，女，1986年4月出生。获中山大学麻醉学专业硕士学位，广州市妇女儿童医疗中心麻醉科医师。

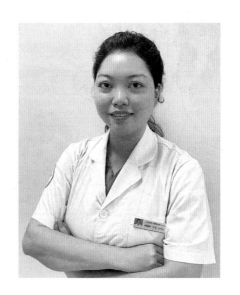

画者寄语

用温馨幽默的科普漫画拉近患者和医生的距离。

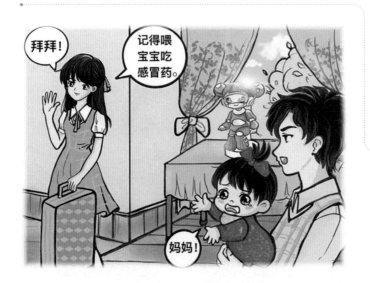

1. 妈妈要出差，与宝宝和爸爸道别，并叮嘱爸爸要记得给感冒1周的宝宝喂药。

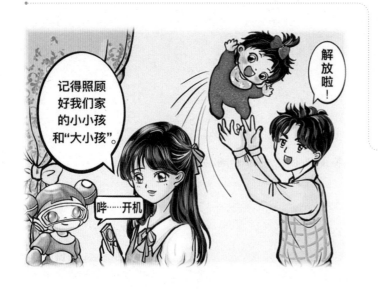

2. 爸爸为脱离妻子的"监督"而欢呼。妈妈启动了平时用作早教的机器人。

3. 爸爸马上玩起了电脑游戏，宝宝自己玩耍，机器人目不转睛地看护着宝宝。

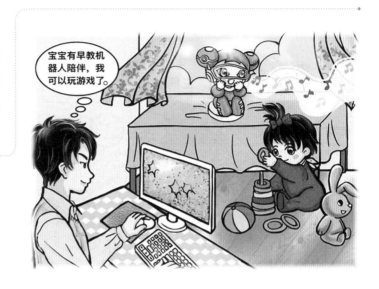

4. 几小时后，宝宝突然哭闹不止，爸爸想尽办法都无法安抚宝宝。

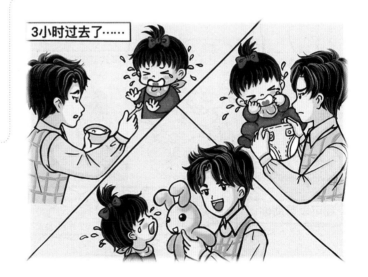

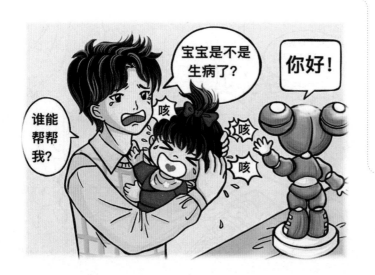

5. 爸爸担忧宝宝是不是病情加重，情绪崩溃，不知所措。在窗台的机器人突然发声"你好"。

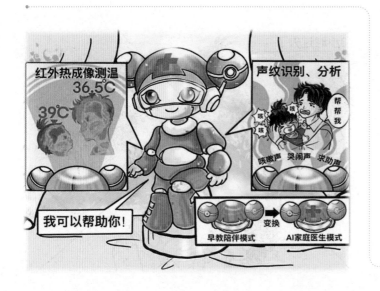

6. 平时用作宝宝早教的机器人通过红外热成像和声纹识别技术发现宝宝发热、咳嗽咳痰、烦躁哭闹，自动激活智能家庭医生模式，秒变智能家庭医生。

7. 智能机器人家庭医生指示爸爸从自己身上取出智能检测穿戴设备。

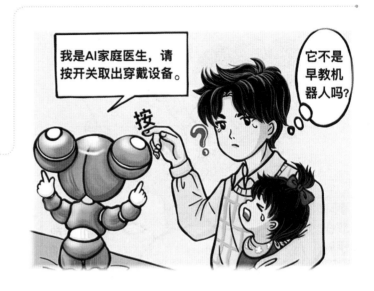

8. 爸爸从智能机器人家庭医生身上取出智能听诊器和智能手环。

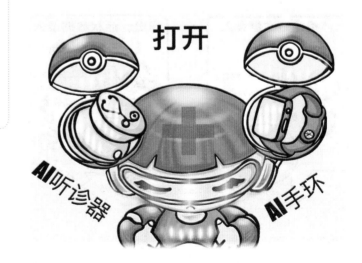

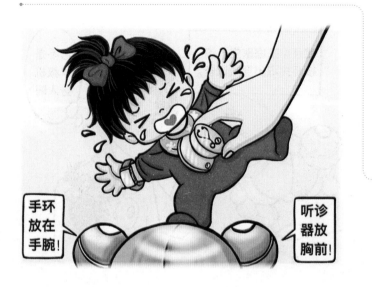

9. 智能机器人家庭医生指示爸爸帮宝宝戴上手环，把听诊器放置在宝宝胸前，开始检测相关数据。

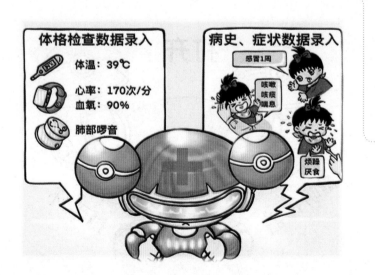

10. 智能机器人家庭医生录入手环、听诊器检测的数据和宝宝的症状体征数据。

11.智能机器人家庭医生根据医疗大数据和相关算法进行深度分析，判断宝宝的病情。

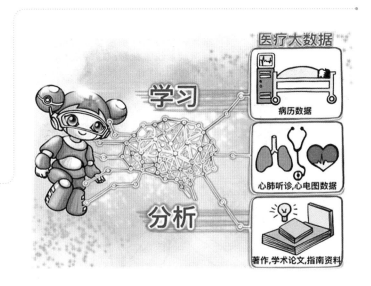

12.智能机器人家庭医生判断宝宝可能患了肺炎，建议爸爸马上带宝宝去医院看病，并将宝宝的健康数据同步至全民健康信息平台，接诊医生得到监护人授权可浏览宝宝的健康档案。

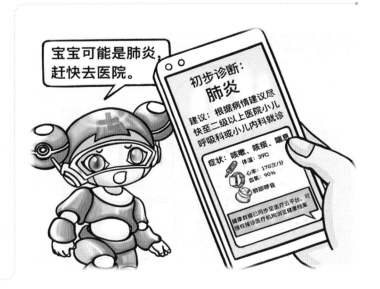

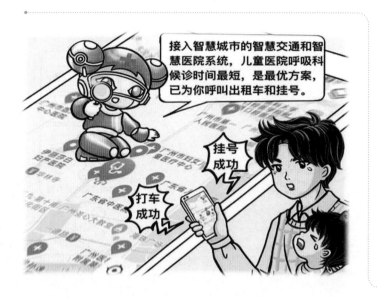

13. 智能机器人家庭医生自动接入智慧城市的智慧交通和智慧医院系统，通过大数据分析寻找车程最快、候诊时间最短的医院，最后推荐宝宝到儿童医院呼吸科就诊，并为爸爸呼叫出租车和挂号。

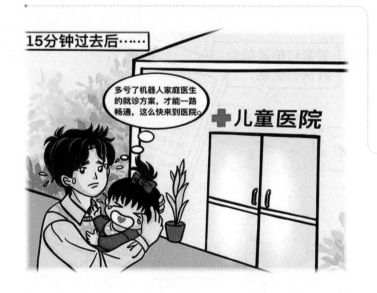

14. 在智能机器人家庭医生的帮助下，爸爸带着宝宝15分钟就到达了医院。

15. 儿童呼吸科医生对宝宝进行体格检查，并让爸爸带孩子完善血常规和胸片检查。

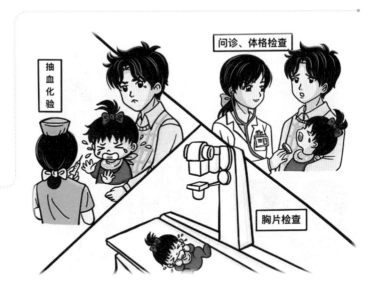

16. 医生根据检验和检查结果，并在智能医生的辅助下，诊断宝宝患了肺炎。爸爸惊呼智能机器人家庭医生真神奇，并提出是否会取代临床医生的疑问。

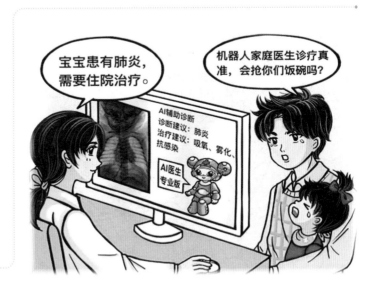

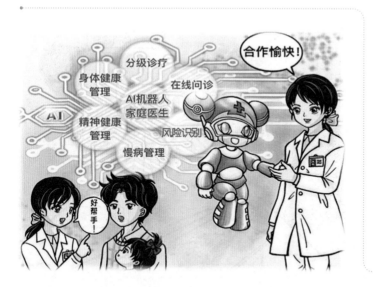

17.医生向爸爸解释智能机器人家庭医生的功能，明确机器人家庭医生是临床医生的好帮手，有利于家庭健康管理事业的发展和我国分级诊疗制度的完善，不会取代医生。

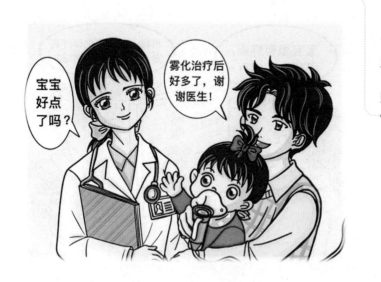

18.宝宝在医生、护士的专业诊治和悉心照料下快速康复。

19. 宝宝康复出院，妈妈出差回来，一家人和智能机器人其乐融融。

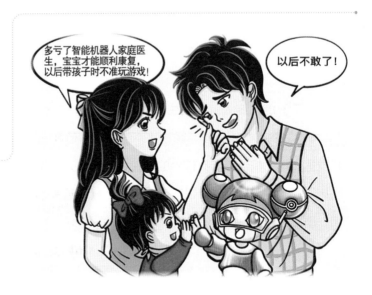

‖ 专家点评 ‖

人工智能机器人家庭医生已非科学幻想。广州市妇女儿童医疗中心研发的"咪姆熊"系列智能导诊、辅诊等系统，结合便利的穿戴感知设备，已在临床初步发挥作用。相信随着新技术的快速更新迭代，人工智能医疗保健机器人将会在临床诊疗、分诊分级医疗以及家庭保健中起到越来越广泛有效的人性化的辅助作用，助力医疗健康服务的高质量发展。

广州市妇女儿童医疗中心副院长　李庆丰

智慧牙医

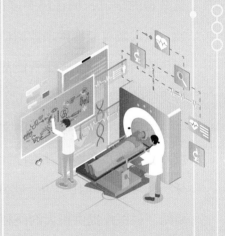

人工智能的主要目标是为机器提供拥有自己智能的能力，使计算机通过数据学习，自己解决问题。其中，机器学习是人工智能的主要支柱，它依靠算法根据数据预测结果，促进机器从数据中学习，这样就可以在不需要人工介入的情况下解决问题。

在日常的牙科诊疗中，人们也逐渐体验到人工智能带给牙科专业的巨大变化。例如，牙科综合治疗台的语音控制装置，协助解决了门诊临床医生病例多、信息无法及时处理等问题。在影像辅助方面，人工智能通过海量数据的学习，训练出高度准确的算法，大大提高了牙科影像诊断的技能，比人眼更能准确地监测口腔疾病。在难度较高的牙齿正畸治疗、种植牙齿等治疗方面，人工智能都能更快、更精准地分析病情，及时提供给患者更佳的治疗方案。

本篇漫画通过趣味的图文，在口腔语音控制装置、人工智能影像诊断技术、口腔正畸诊断及治疗计划、种植牙机器人等方面，展示人工智能在牙科领域中的非凡实力。实践证明，人工智能是一种可靠、省时的工具，将给牙科医疗提供极大的便利。

‖ 画者简介 ‖

冯媛，女，1985年12月出生。获大连大学医学院学士学位，广东省人民医院风湿科住院医师。从业10多年，爱好绘画，热衷医学科普。

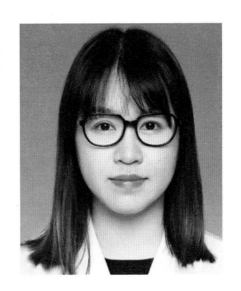

画者寄语

热爱工作，热爱生活，坚持画画，记录生活。

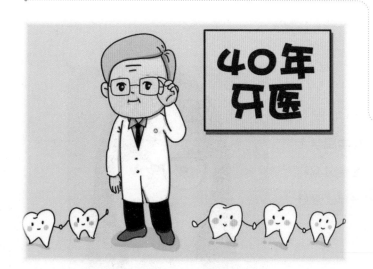

1. 王主任是一名从事牙科工作40年的老医生。

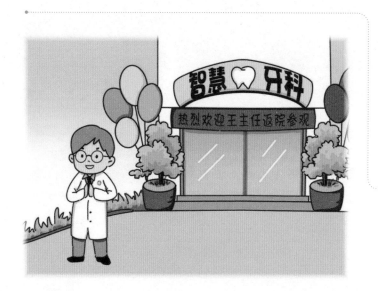

2. 退休5年后，王主任回到原来的单位参观，他的徒弟小梁医生一大早就在外面迎接他。

3. 牙科诊间里，医生在认真地给病人做口腔治疗。

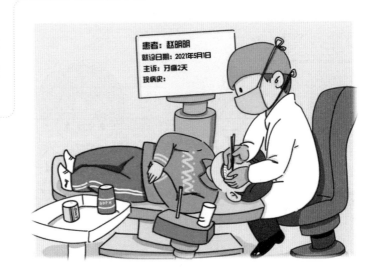

4. 正在做口腔治疗的医生对着旁边的电脑说："打开赵明明患者2020年的病历资料。"电脑屏幕很快调出了患者之前的就诊信息。

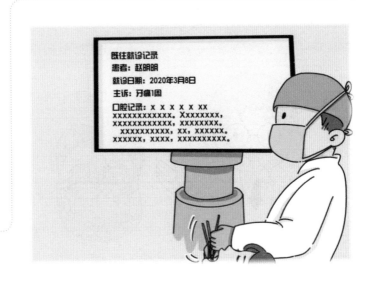

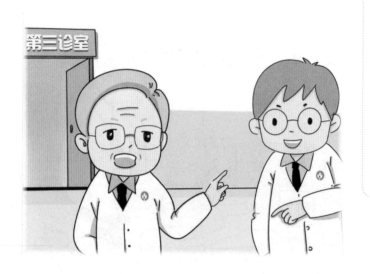

5.王主任看到后，十分惊讶，"现在调取病人以往的就诊记录这么方便了吗？"小梁医生点点头说："是的老师。"

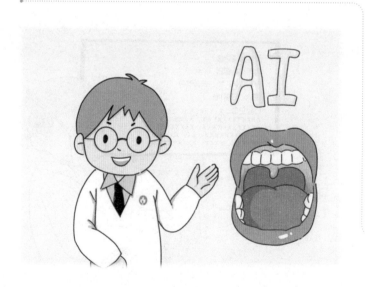

6.小梁医生向自己的老师介绍起来："您刚刚进门的时候也看到了吧，现在改名为智慧牙科，是将人工智能技术引进到我们的牙科当中。"

7.在过去，我们牙科医生双手戴着手套，忙着操作，不方便随时翻阅病历看患者的资料。特别是在看了好几个病人后，就容易记不清楚每位患者的具体情况了。

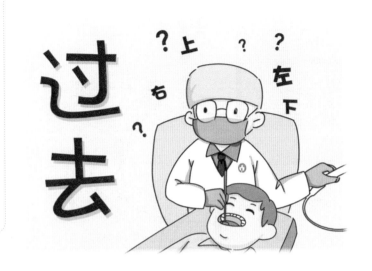

8.刚刚给病人做完牙科治疗，得马上把所有看到的牙科情况记录下来。如果时间长了，对着电脑屏幕常常容易想不起之前看到的情况。

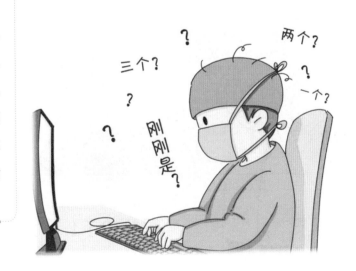

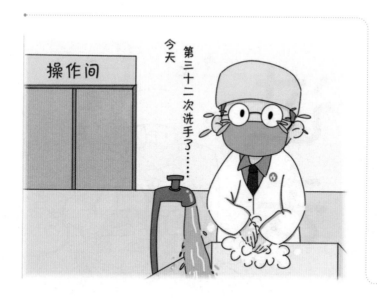

9. 在人手不足以及没人帮忙的时候，为了及时记录或者翻阅患者的病历资料，只能反复脱手套，洗手，看资料，洗手，再戴手套，这样反反复复，有时候一上午就要洗几十次手。

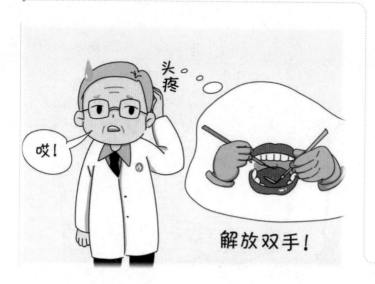

10. 王主任也不禁勾起了回忆，过去这些问题确实令人头疼，作为牙科医生最想做的事情就是解放双手，完完全全、安安心心地给病人做治疗。

11. 现今，人工智能技术的引进，确确实实地改写了牙科的历史。

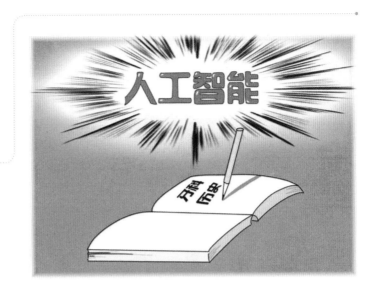

12. 小梁医生继续介绍："这种医生口述，电脑能准确识别并记录的功能叫'牙科语音识别系统'，但牙科中的人工智能可不仅仅只是这些哦！"

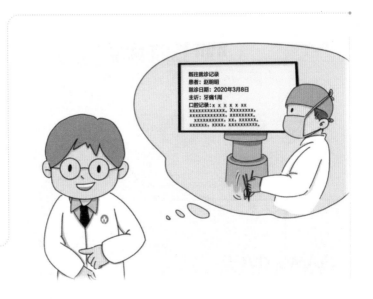

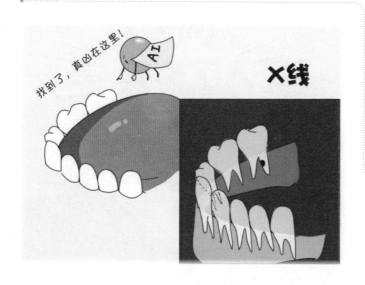

13.在牙科X光片上，经过大数据的分析处理，人工智能可以帮助牙科医生，准确地检测蛀牙。

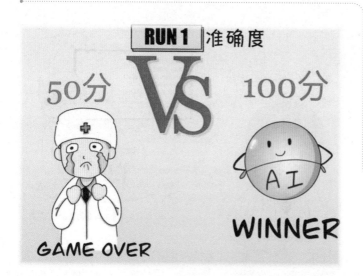

14.国外做过一组实验，相比人工智能，牙科医生在X光片中发现龋齿的病例只有50%的概率。

15.在治疗决策方面，人工智能也很厉害呢！比如，牙齿正畸技术，牙医们需要5年到10年丰富的临床经验，才能练就熟练的手术技巧。

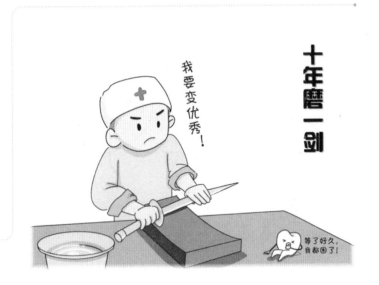

16.所以找牙科医生做正畸手术，如果医生缺乏经验的话，可能要花几周时间才能进行第一次手术和后续的各次调整，但如果使用人工智能的方法，大概5分钟就解决问题了。

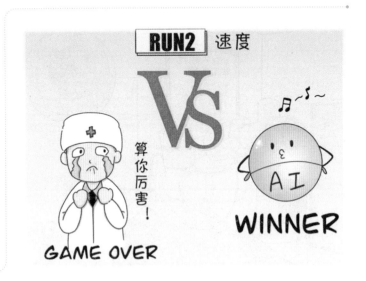

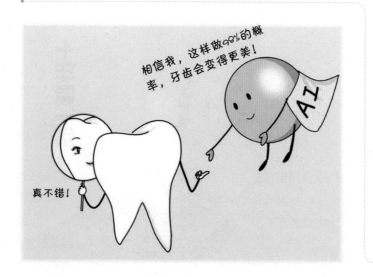

17. 现在热门的整形美容，人工智能可以识别病人个性化的数据与口腔颌面部及牙齿的美学进行对比，给出最优的牙齿美学修复和正畸治疗方案。

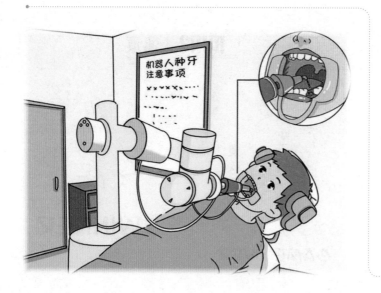

18. 对于需要种牙的患者，机器人种牙能提供更精准、稳定、微创的种牙手术，种植体种入牙槽骨的平均误差在0.3毫米以内，而医生人工种牙的平均误差在2毫米左右。

19. 王主任听完自己徒弟小梁医生的介绍，十分感慨，人工智能技术的进步真是给人类的工作、生活等方方面面都带来了质的飞跃啊！

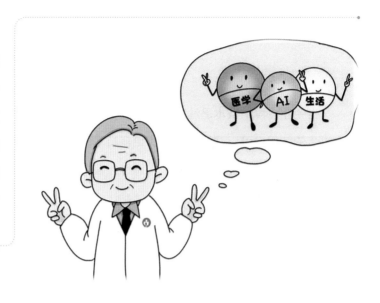

‖ 专家点评 ‖

当今社会科学技术迅速发展，人工智能对于现代社会意义非凡，它是人类科学进步的结果，可以帮助人类解决更多技术问题。在这个快速发展的时代，医学也应该接受人工智能时代的到来，调整自我发展模式，适应新变革、新需求，以便给我们的患者带来更快更好的诊治。

广东省人民医院副院长　杨小红

人工智能如今在快速发展，在牙科领域，被越来越广泛地应用。例如，人工智能预约、人工智能口腔随访、人工智能导医、人工智能口腔疾病诊断。人工智能通过深度学习和图像识别能力，达到快速、精确识别影像学病灶的目的。手术机器人，目前在口腔科里主要用于种植牙手术，其他口腔颌面外科手术也有较广泛的应用，可以使颌面部深部肿瘤手术切除更精准、更微创，并取得独特的效果。另外，人工智能在口腔医学教学、科研、健康管理中也有越来越广泛的应用，未来人工智能口腔医学必将深入影响口腔医疗工作的各个方面，带给口腔医学及口腔医疗新一轮的技术革命，促进现代口腔医学的发展，使更多的民众受益。

广东省人民医院口腔科主任　马　霄

第五章

库尔班的『心』事

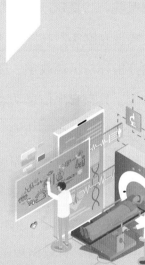

展现以"5G+急救"为核心的一系列"5G+智慧医疗"技术，以应急救护车为基础，结合5G通信技术，搭载人工智能、AR（增强现实）、VR（虚拟现实）和无人机等应用打造的综合医疗应急体系。

主要功能包括：一是5G院前急救。医生利用5G救护车随车医疗设备第一时间完成验血、心电图、B超等一系列检查，通过网络将病人信息实时传回医院。二是5G远程疑难病例会诊。5G专网高速通道实时共享医疗数据，实现专家实时在线MDT（Multi-Disciplinary Treatment）讨论、操作治疗指导与示范教学、医患间远程医疗询问与沟通等功能。三是远程心电监控。具有心电信息动态数字化采集、存储、传输、数据分析、同步诊断、信息资源共享等功能。四是5G远程移动查房。快速查询病人病历、医嘱、检验单、检查报告等诊疗数据，实时5G视频共享查房。五是5G远程手术直播。实现手术室医生与观摩者之间实时交流，并利用5G网络实现数据同步和实况转播，进行远程学术交流。

"5G+急救"有效缩短了急救时间，提高了急救效率，实现了患者与医疗的信息对接，优化了医疗资源和医疗流程的效率；提高了诊断准确率和指导效率，让基层群众拥有更多优质医疗资源。目前，这一技术已在全国多省医院正式上线。5G带来的毫秒级速度，将促进急诊无缝对接，成为保障人民生命健康的重要组成部分。

‖ 画者简介 ‖

郑颖，女，1990年12月出生。获广州美术学院设计学硕士学位，曾就职于中山大学孙逸仙纪念医院人力资源部，目前从事设计艺术工作，擅长视觉设计、插画设计等。

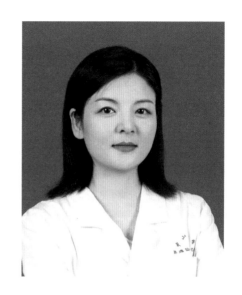

画者寄语 🖋

希望自己时刻保持空杯心态，上下而求索。

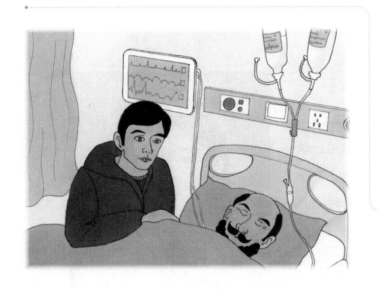

1.5年前，库尔班大叔因突发心肌梗死，经过急救从死神手里逃过了一回，侄子艾力一直非常担心他的身体。

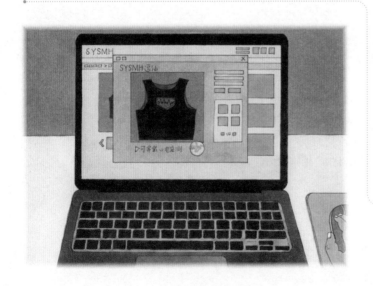

2.这天，艾力在网站上惊喜地发现了一款逸仙牌5G远程心电监测穿戴设备，他当下便决定买来送给叔叔库尔班。

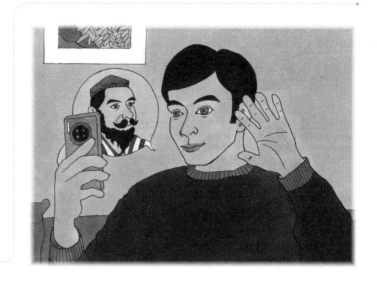

3.艾力好久没能去看望叔叔库尔班。艾力给库尔班打电话说："叔叔，你在家里一定要每天穿戴好'逸仙牌背心'，这样我们就能随时了解你的健康状况了。"

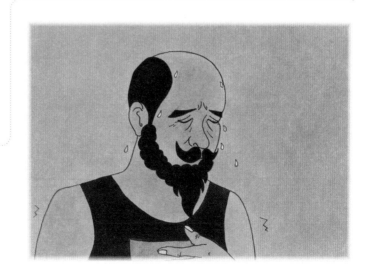

4.一天清晨，库尔班大叔刚刚醒来，起身时却感到心脏剧烈疼痛，头上大汗淋漓。

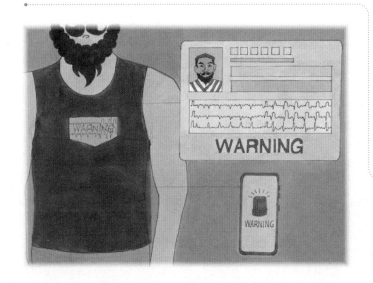

5. 这时，5G远程心电监测穿戴设备检测到异常，发出警报，并将检测结果传输到了医院数据平台。

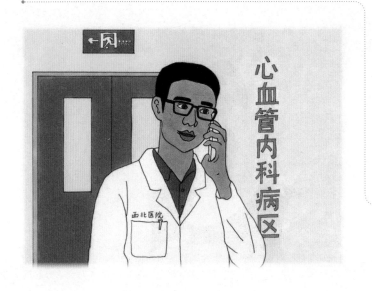

6. 西北医院的医生看到心电数据，考虑患者可能是急性心肌梗死，情况危急，就立刻联系艾力，建议将库尔班紧急送医。

7. 艾力拨打120后，5G救护车迅速赶到库尔班大叔家中。

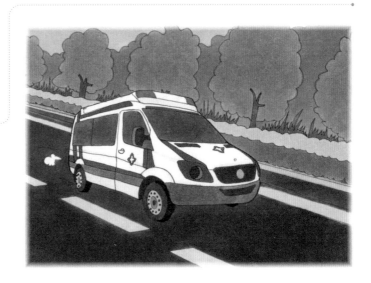

8. 救护人员把库尔班大叔抬到救护车上。

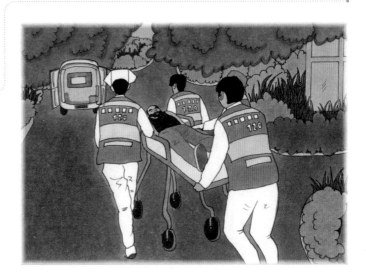

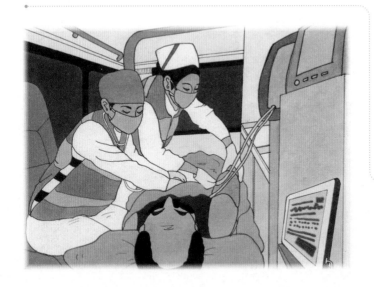

9. 救护医生在5G救护车上对库尔班大叔进行院前急救、抽血、心电图等检查，实时传送数据到医院。

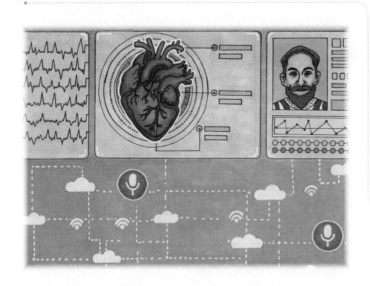

10. 同时，通过查阅全国医疗联合体数据库，医生们结合库尔班的历史医疗数据对病情进行了精准分析。

11. 西北医院胸痛团队的医生紧张、激烈地讨论着，"患者急性广泛前壁心肌梗死，需要尽快进行冠状动脉血运重建"。"但是患者冠状动脉病变复杂，我院尚未实施过此类手术，风险较大……"

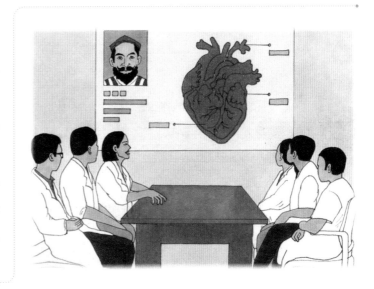

12. 突然，在此支援的陈有为医生说："这种病例，我们中山大学孙逸仙纪念医院的宋建康医生经验丰富，可以通过远程来指导手术……"在场医生一致同意这个建议。

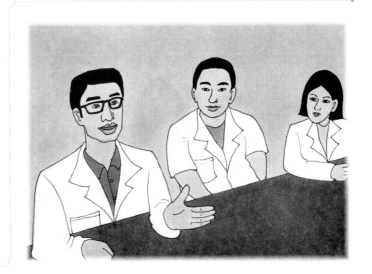

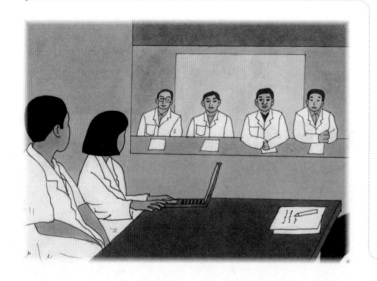

13. 于是，西北医院与中山大学孙逸仙纪念医院进行实时连线，经过分析、确定手术方案，决定在宋建康医生的指导下，由陈有为医生操刀，进行手术。

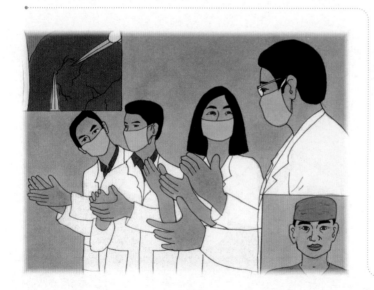

14. 开通血管的那一刻，在场旁观学习的医生纷纷称赞，"宋医生、陈医生高超的医术让我们学到了很多，通过5G智慧医疗让我们边疆跟内地真正实现了零距离！"

15. 艾力在心导管室等到叔叔库尔班手术成功的消息，感慨道："智慧医疗真的帮了我们大忙啊！"

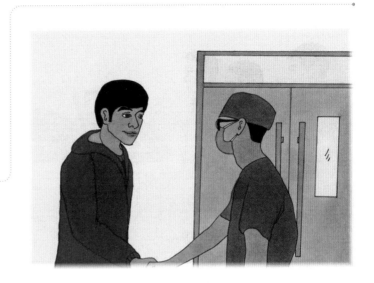

16. 术后，库尔班大叔回到病房。宋建康医生在广州对库尔班所在病房进行远程查房，通过移动查房车，实时浏览了库尔班的各项监测指标。

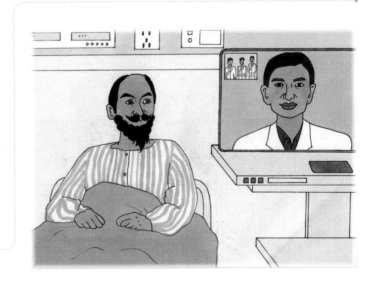

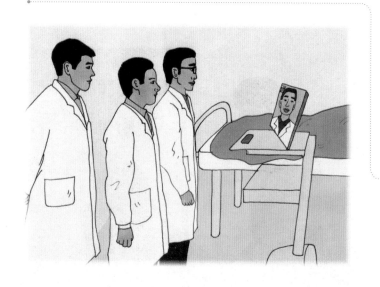

17. 接着，宋医生详细询问库尔班的术后情况，并与在场的西北医院的医生进行了讨论。

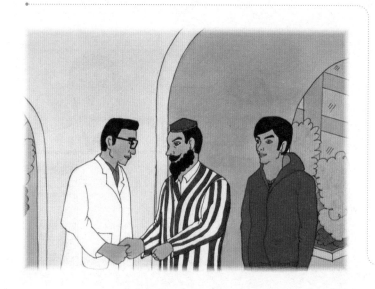

18. 一周后，库尔班大叔顺利出院。他拉着陈医生的手说："真的感谢您这样的好医生，感谢'逸仙牌背心'，让我这样的独居老人能够及时得到救治。"

19. 现在，库尔班大叔定期与医生在家中进行远程医疗随访，目前病情稳定，心态也乐观起来了。

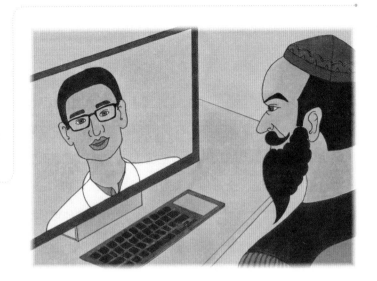

20. 今天天气不错，库尔班大叔愉快地出门踏青去了。

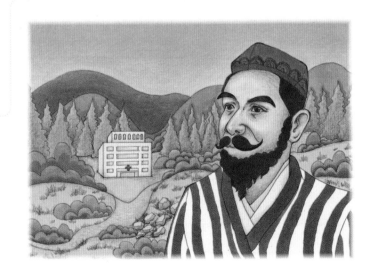

‖ 专家点评 ‖

《库尔班的"心"事》这一漫画故事体现了远程心电监控、5G院前急救、5G远程手术指导、远程疑难病例会诊、远程移动查房等网络化医疗新模式，推动优质医疗资源向基层和偏远地区下沉，推动医疗服务均衡发展，为基层医疗机构建设提质增速，全方位全天候护航。

中山大学孙逸仙纪念医院党委书记　古小红

在5G技术和人工智能技术的支持下，智慧医疗的应用场景在边疆地区得以实现，优质医疗资源实现共享，这些技术的应用对广大患者产生了切实的影响，新技术的推广将帮助患者跨区域及时接受名医诊治，降低病人病情恶化的风险。

中山大学医学院院长，中山大学孙逸仙纪念医院党委副书记、副院长　许可慰

第六章

奶奶的小疙瘩

随着人们健康意识的提高、胸部CT检查的广泛应用，肺结节患者的检出率越来越高。尽管大部分肺结节是良性的，但仍有部分肺结节是早期肺癌，迫切需要精准有效的诊断手段及时发现和鉴别。

人工智能放射影像辅助诊断工具，如"基于深度学习的计算机辅助诊断CAD系统""三维计算机断层扫描支气管血管成像系统（简称3D-CTBA)"等，可达到同等甚至超过部分影像专家的诊断水平。综合利用CT影像、基因检测、病理分型等手段，加上可随时调阅的电子病历系统，患者的临床诊断结果将更为精准高效。

人工智能放射影像辅助诊断对肺部结节性病变的定位较为精确，有利于常规体检筛查，发现早期肺癌，这为胸外科医生提供了有效的数据分析和参考，从而延长患者的生存时间，提高患者的生存质量。

‖ 画者简介 ‖

屈芫，女，1987年7月出生。获南京医科大学细胞生物学专业硕士学位，江苏省肿瘤医院科技处科员，助理研究员。

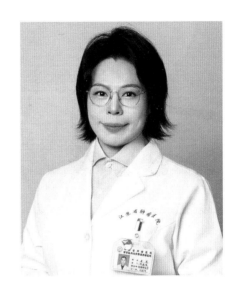

画者寄语

超越语言，用心感受，画笔也是心与心之间的一座美丽桥梁。

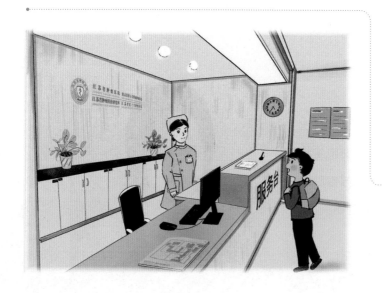

1.医院服务台前，小男孩不好意思地问道："您好，请问胸外科诊室怎么走，我来替奶奶取报告。"

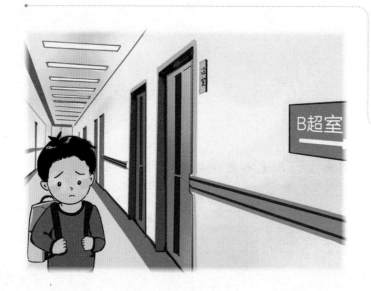

2.走廊里，男孩想起他的奶奶，露出了担忧的表情。

3.奶奶说，她的胸腔里有很多小疙瘩。那医生是怎么判断这些小疙瘩的好坏的呢？

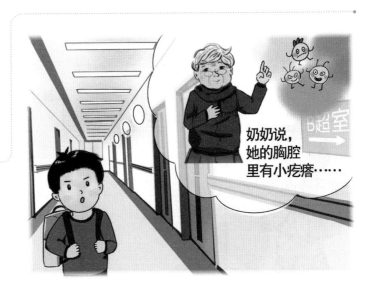

4.是用B超吗？

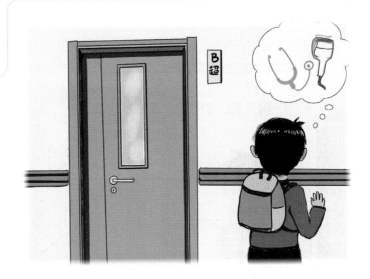

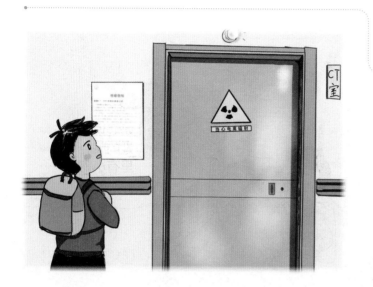

5.还是CT?

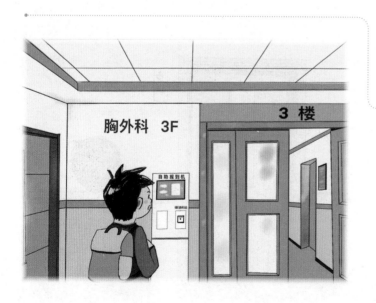

6.哦，找到胸外科啦！

7. 小男孩：医生叔叔好，我来替我奶奶拿她的诊断结果。

医生：小朋友，刘奶奶的肺小结节，目前的分析结果是良性。

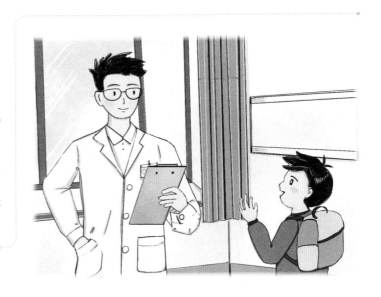

8. 小男孩：医生叔叔，请问你们是怎么看出小疙瘩（结节）的好坏的呢？有什么厉害的武器吗？

医生：当然，你可以自己来体验下，这是刘奶奶的电子病历。

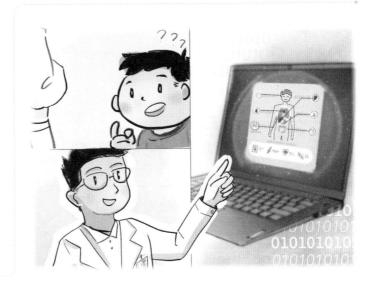

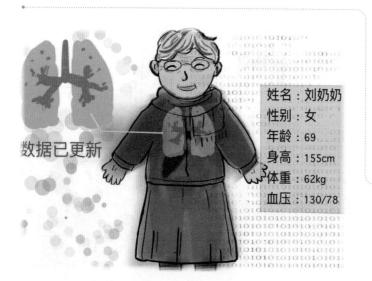

数据已更新

姓名	：刘奶奶
性别	：女
年龄	：69
身高	：155cm
体重	：62kg
血压	：130/78

9.电脑屏幕上，刘奶奶的电子病历是一个和她很像的虚拟人体。系统提示：肺部检查数据已更新。

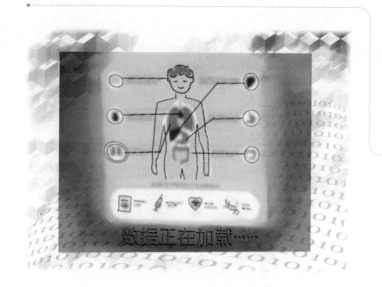

数据正在加载……

10.小男孩点了点"虚拟奶奶"的肺部，电脑显示数据正在加载。

11. 很快，刘奶奶的全部检查结果，包括测序分析图、细胞的照片等数据涌现了出来，原来之前的"虚拟奶奶"全部是用数字组成的。

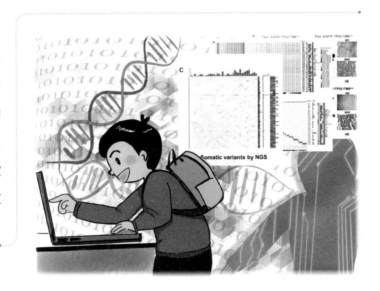

12. 医生：你打开的就是刘奶奶肺上结节的电子病历数据，前期检查的影像数据和显色算法告诉我们它们全都是良性，大数据和电子病历的 AI 诊断可以让我们更快找到癌症患者。

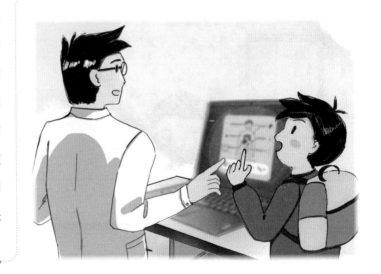

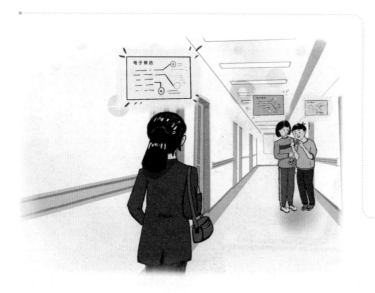

13. 小男孩：是不是每个人都会有属于自己的数字病历？

医生：是的，病历数据会一直跟随患者。

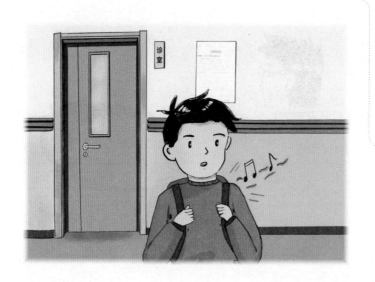

14. 小男孩：谢谢医生！医生再见！小男孩收好报告走出诊室，他的手机响了。

15. 小男孩：奶奶，您知道吗，我今天学了很多知识！您的报告我拿到了，医生说您身体目前没问题，太好了！

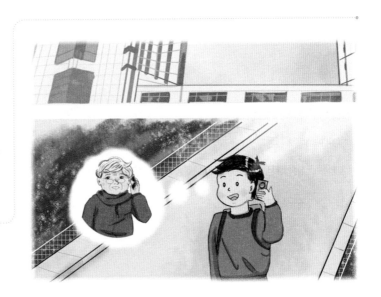

‖ 专家点评 ‖

　　肺癌是我国发病率第一的恶性癌症。近年来，对肺小结节的精确判诊需求成为肿瘤专科医院就诊患者的重要需求，推动着诊疗辅助技术的高速发展。在此背景下，相信电子病历、AI 技术、大数据分析的高效运用，将为癌症早期筛查诊断技术带去光明前景。

江苏省肿瘤医院党委书记　冯继锋

- - - - - - - - - - - - - - - -

　　"民之所忧我必念之，民之所盼我必行之"，影像诊断技术的发展让肺结节检出率逐年增高。依托精确的影像数据，高效且无创的 AI 诊断技术，能让广大患者更早更及时了解病情，同时也让医生们完整把握病灶实况，代表了近年来癌症早诊早治技术的发展方向，是人类科技对抗病魔的一把利器。

江苏省卫生健康委员会副主任　鲍　军

第七章
智能静脉输液系统

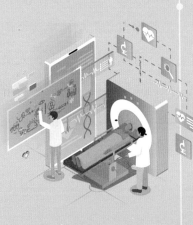

智能静脉输液系统是以医院内互联网平台为基础，结合多种智能终端，如智能输液冲配设备、物流配送机器人、微型输液控制器、输液泵、静脉探测仪、电脑、手持平板、智能手机、移动查房车等，通过接入统一的软件平台进行数据互联互通，用各种人工智能算法以及基础逻辑运算相结合，实现医院内静脉输液的全流程数字化管理。

具备医嘱数据结构化、医嘱信息智能审核、静脉输液药物自动冲配、药物机器人配送、多种识别方式进行身份识别、智能选择静脉穿刺血管、输液过程全监控、远程操控输液速度、输液相关护理记录自动化、病区输液数据自动汇总、输液全流程数字化可追溯等功能。

可以有效提升医护人员输液医嘱药物处理效率、静脉注射成功率，避免药物医嘱错误、用药对象错误以及药物滴注时间、速度、剂量错误等问题。静脉输液信息能形成完整的闭环，有利于后期数据分析，提升工作效率和质量。

‖ 画者简介 ‖

黄悦蕾，女，1983年8月出生。获复旦大学继续教育学院本科学位，复旦大学附属中山医院临床护理主管护师，主要工作对象为住院老年患者。

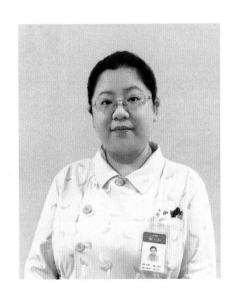

画者寄语

护理工作的智能化还有很长很艰难的路要走。

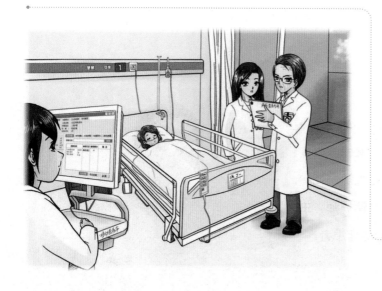

1.三病区的主治医生正在查房，1床丁女士有些气喘，医生讨论决定进行输液治疗。主管陆医生在移动查房车上现场下达了电子医嘱。

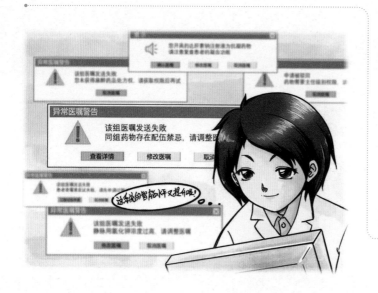

2.陆医生跟着主任医生边查房边开医嘱，智能系统提醒他有问题的医嘱，还提出了修改建议。这让陆医生不禁赞叹起智能系统发展得如此迅速。

3.陆医生开具的电子医嘱瞬间被传输到了输液配置中心，配置中心的药剂师在确认医嘱正确后就导入全自动输液冲配机，按下启动键，输液就开始冲配起来。

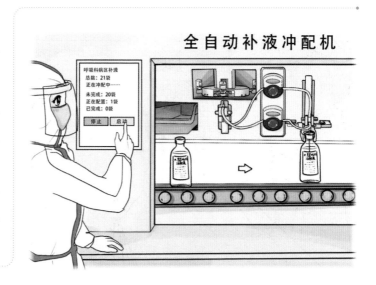

4.输液冲配完毕，药剂师将药品放进智能转运机器人中，并输入运送目的地。智能转运机器人的人工智能芯片自动进行路线规划，靠着激光雷达和5G信号机器人在专用道路上疾驰，不一会儿就完成了配送任务。

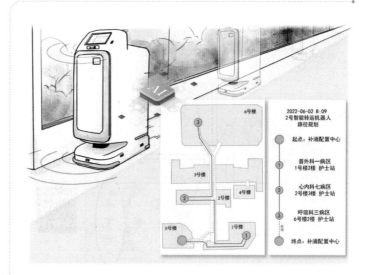

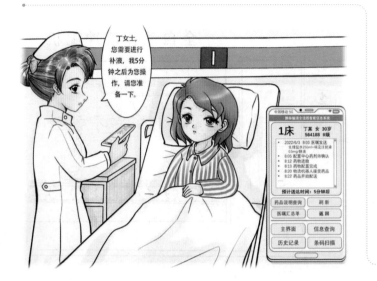

5. 护士小李从手持PAD上得知了1床丁女士需要输液的消息，她提前做好准备工作，来到丁女士床旁进行患者情况评估，并告诉丁女士可以做好准备。

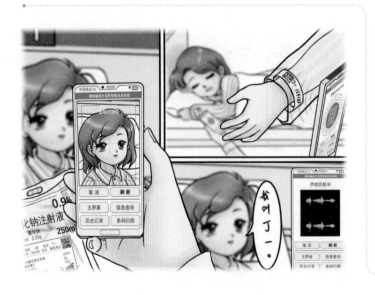

6. 5分钟后，护士小李来到1床边。首先需要进行核对工作，小李可以选择通过面部识别、声纹识别、NCF感应等方式中的一种进行核对，技术手段能有效防止出现差错。

7. 治疗车上放着药品、输液装置和智能静脉注射辅助装置，智能静脉注射辅助装置通过扫描丁女士的手背，分析手背静脉分布，并给出了注射建议，护士小李精准完成注射。

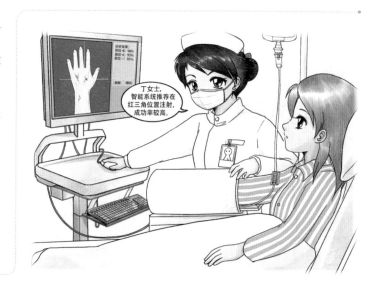

8. 30分钟后，护士小李在护士台收到了信息提示，丁女士的第一袋输液完成了，系统已经暂停了输液滴注，小李可以从容不迫地前去更换下一袋输液。

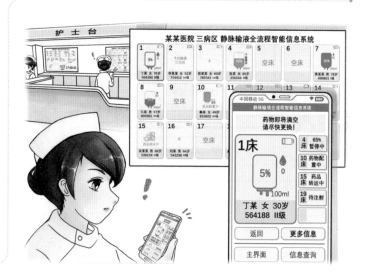

117

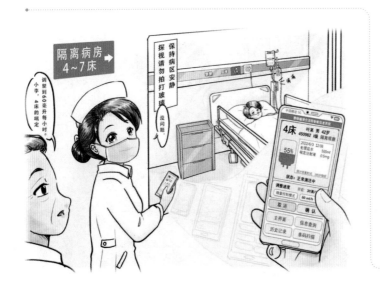

9. 护士小李还没有回到护士台，主治医生让她调整一下隔离病房叶先生的输液速度。小李通过智能输液系统远程完成了速度调整，系统还自动通知隔离区的护士查看。

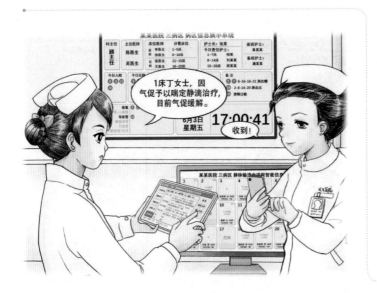

10. 护士小李回到护士台，系统已经自动记录了丁女士输液的详细情况，小李补充了患者的其他情况，按下保存键后完整的护理记录就记录完毕了，来接班的小刘也看到了记录，真方便。

11. 护士们输入的信息汇聚到护士长张老师的电脑上，智能系统把收集到的海量数据整理后形成了各种图表，张老师利用这些数据改进了护理质量，还撰写了相关论文。

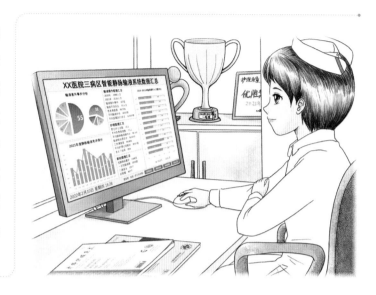

12. 病区护士和患者们都觉得该系统已经很智能了，但是护士长却想得更远，她正在思考未来能不能利用物联网技术使多种输液设备和监护设备互联协同工作，进一步提升系统智能水平。让我们一起期待吧！

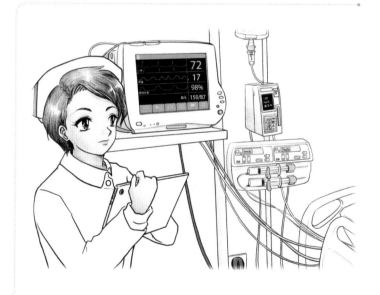

‖ 专家点评 ‖

数字化、智能化是医院高质量发展的主要推动力。进入新时代，人民群众对医疗护理的要求不断提高，我院也聚焦数字赋能，不断提升护理服务建设。本章所画的全智能静脉输液系统融合了大数据、云计算及物联网等新技术，实现"以人为本"全程智能输液管理，有效提升护理服务的水平与效率，真正达到"高效能护理、高品质服务"。

中国科学院院士，复旦大学附属中山医院院长　樊　嘉

信息化浪潮不断推动医疗领域向数字化、智慧化迈进，人工智能对医疗领域的影响是开创性的、变革性的、颠覆性的，智慧医疗利用人工智能技术构建了人机交互、协作共进的新医疗体系。随着人工智能技术与智慧医疗产业的融合，将会催生出集智能硬件、软件和云平台一体化的医疗解决方案，我院护士对静脉输液相关技术进行了畅想，在现有技术的基础上结合了人工智能技术，通过漫画故事为大家展现未来的静脉输液工作场景，值得大家阅读。

复旦大学附属中山医院党委书记、整形外科主任医师、医学博士　顾建英

人工智能的运用让护理质控精准高效。本章介绍的全智能静脉输液系统实现了输液的全方位信息化管理，形成规范和安全的质控闭环体系，既确保了患者的诊疗质量，也提高了医护的工作效率。为顺应新时代医院护理信息化变革和发展要求，我院也在借助云计算、大数据、互联网、物联网等信息技术大力推进护理信息化建设，积极探索创新优化护理流程和护理服务形式，提高护理服务效率和质量，减轻护士工作负荷。

复旦大学附属中山医院护理部主任　张玉侠

第八章

最炫省医 5G 智能天团

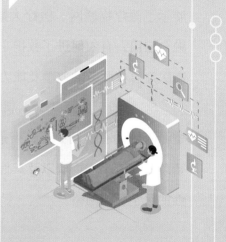

●●●●●

无人驾驶飞机简称"无人机"，是利用无线电遥控设备和自备的程序控制装置操纵的不载人飞机，无人机最大时速可以达到65km，最大限度可以承载15kg。安防巡逻机器人又称安保机器人，是半自主、自主或者在人类完全控制下协助人类完成安全防护工作的机器人。

5G智能天团讲述了在野外老年人突发心肌梗死后，如何利用无人机运送急救设备，赢得急救时间，通过5G实现救护车与医院联动，在运送过程中就开展急救，同时传输患者信息让医院做好急救准备，生动形象地展示了医疗物联网、医疗大数据、5G远程医疗、信息安全等前沿科技的融合应用，有效促进了救护车与医院急救中心之间的高效协同，进一步提高医疗急救服务的效率及能力。

5G智能天团是"无人机＋机器人"的智能元素新融合，未来在医疗资源配置的有机调整下，智能天团将在血液输送、样本检验、病理切片、紧急药物、手术物资以及其他医疗物资输送之间构建起地空立体化、综合性的医学智能网络。

‖ 画者简介 ‖

郑舒文，女，1995年11月出生。获中山大学新华学院护理学专业学士学位，广东省人民医院护士。

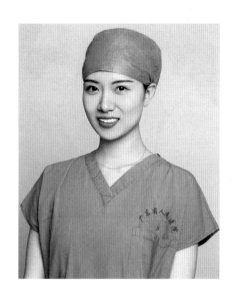

画者寄语

当一个人踮起脚尖靠近太阳的时候，全世界都挡不住他的光。

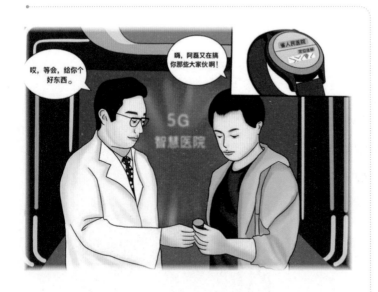

1. 夏医生是广东省人民医院的心外科医生，热爱徒步。这天在智慧医院展示中心碰到他的好朋友蒋医生，他掏出一块神秘的手表，简单地摆弄了几下，表盘便出现了准确的定位信息，夏医生感觉很好玩，刚好要去爬山，便借来玩玩。

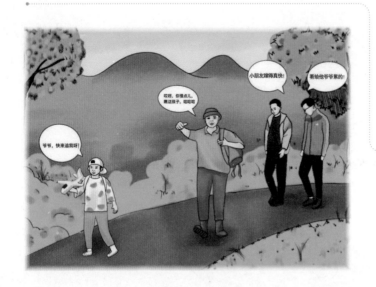

2. 16:00，夏医生和驴友登山时，碰到爷孙两人在嬉笑追逐，好不欢乐。

3. 夏医生感叹，小朋友蹿得真快，老爷爷跟在后面跑得气喘吁吁，夏医生想嘱咐老人家当心身体。

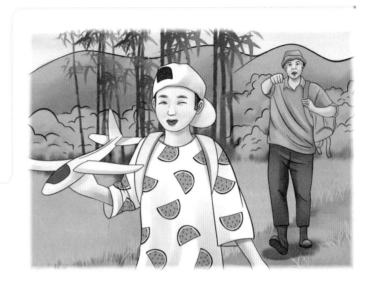

4. 夏医生话还没说出口，老人就突然倒地，小孩吓得大哭喊叫"爷爷！爷爷！"老爷爷却毫无反应。

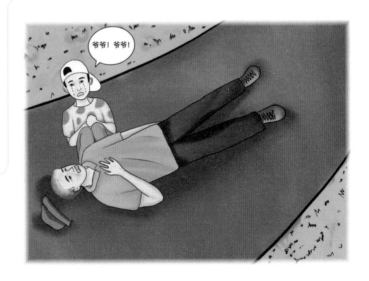

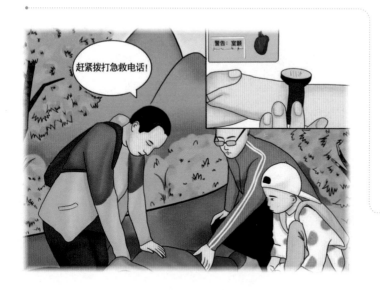

5. 夏医生见状立马上前查看情况，发现老人家已失去意识，当想到向好朋友蒋医生借的神秘手表时，赶紧给老人家戴上。

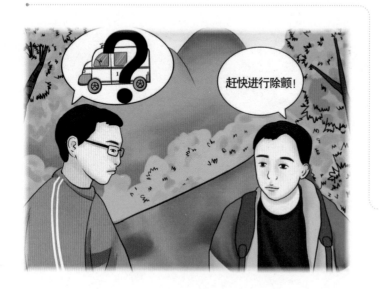

6. 神秘手表提示"室颤"，凭借丰富的临床经验，夏医生迅速判断"急性心梗"，必须除颤，否则会错过抢救的黄金时间。

7. 紧要关头，夏医生立刻打电话联系好朋友蒋医生。此时医院的无人机小熠正在附近演练，上面就有除颤仪（AED）。无人机小熠随即获取了神秘手表的定位信息。

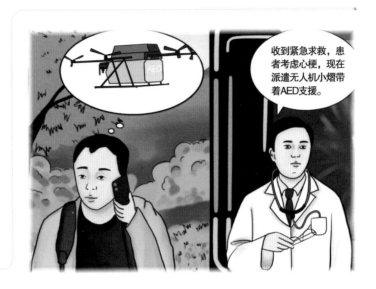

8. 16:04，无人机小熠准确到达救援地点，将除颤仪安全送达。夏医生立即进行除颤。

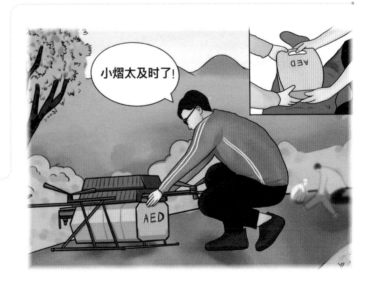

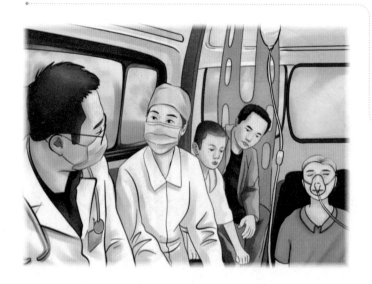

9. 最后急救人员赶到，将老人家送至医院进行治疗。

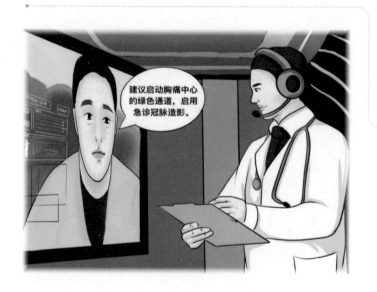

10. 与此同时，夏医生与指挥中心进行沟通。

11. 胸痛中心的安防巡逻机器人得到命令随即出动，连续发出"有急诊病人，请让出救援通道"的广播，提前为夏医生一行人清理出绿色通道，争取更多的救援时间。

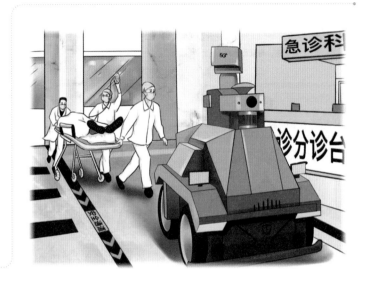

12. 术后，老人家顺利脱险，逐渐康复。

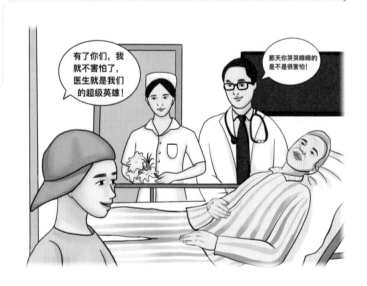

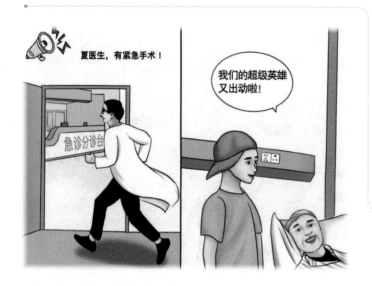

13. 话音未落，广播里就传出"夏医生，有紧急手术！"我们的超级英雄又出动啦！病房里的爷孙两人相视一笑。

‖ 专家点评 ‖

"5G省医·未来可期"，让医疗更安全、更高效、更温暖，智慧医疗无人机、智能巡逻/物流机器人等产品与应用的智慧协作，展示了广东省人民医院智慧医院建设的显著成果，是医疗服务体系建设的有力工具。借助 5G 技术，优质医疗资源的时空限制被打破，医护人员与死神的战斗实现了多元化，患者获得了更大生的希望。

广东省人民医院副院长　杨小红

广东省人民医院打造的5G智慧医院，通过远程会诊系统，可实时了解千里之外的患者病情、阅读影像检验数据、制定诊疗方案，甚至可进行远程手术指导。通过电话沟通、院内会诊，医疗决策方案可在瞬间完成，大大增强了基层群众健康的保障，实现基层百姓"大病不出县"。大宽带、高速率的5G技术，为无人机运输、无人驾驶等方面提供了强有力的支持，使其反应更加灵敏，安全指数更高。病人的血液样本，可以通过无人机，先一步到达医院；时刻待命，快速响应，在空中直线飞行线路，也可以缓解道路堵塞带来的交通压力；急救设备、血液制品等医疗物资也能快速配送到需要的医疗单位，甚至户外场所，为患者争取更多的急救时间。

广东省人民医院信息管理处副处长　李　丹

第九章

神奇内镜

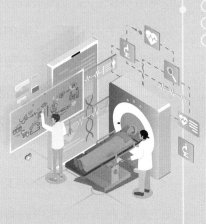

内镜作为医生眼、手的延伸，已经达到了"无孔不入"的境界。医学内镜的应用范围遍布人体全身，可直观探查病灶位置、形态。本故事首先介绍了临床使用的各种内镜的功能，包括气管镜、关节镜、脊椎内镜、肾镜、膀胱镜、尿道镜、神经内镜、鼻腔镜、耳道镜、咽喉镜、食管镜、胆管镜、胃镜、肠镜、宫腔镜、阴道镜等。

智能内镜是将人工智能深度学习技术与内镜相结合，辅助医生进行病灶筛查、诊断、手术操作的工具。人工智能系统通过学习积累，建立完善的数据模型，与内镜结合后拓展出了病灶组织辨识、分期判断、疾病进展预测以及手术定位、导航的能力。人工智能辅助内镜诊断极大地提高了恶性肿瘤的早期检出率，有数据显示，在识别消化道肿瘤方面其准确率远高于人工识别，大幅提高癌症筛查的质量，解放人力的同时进一步提升了工作效率，减少人为因素造成的误差。此外，智能内镜具备的导航定位能力，与影像数据结合，为复杂手术提供了更多可能。

本故事总结了当前人工智能在内镜领域取得的显著成绩，全面展示了人工智能在内镜操作中的智能提醒、智能分析、辅助诊断、质量控制等方面的成就，同时也展望了未来人工智能内镜的发展方向。

‖ 画者简介 ‖

邹韵，女，1991年4月出生。获沈阳建筑大学艺术设计专业学士学位。辽宁省肿瘤医院教学与学生工作部助理工程师，辽宁省科普作家协会会员。

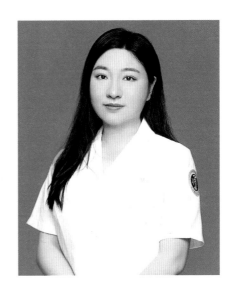

画者寄语

关关难过关关过，这就是人生。

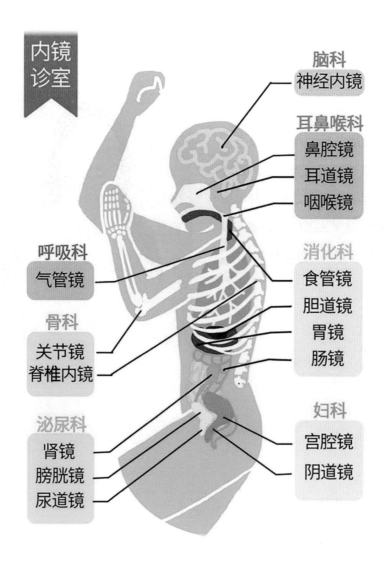

内镜诊室

脑科
神经内镜

耳鼻喉科
鼻腔镜
耳道镜
咽喉镜

消化科
食管镜
胆道镜
胃镜
肠镜

妇科
宫腔镜
阴道镜

呼吸科
气管镜

骨科
关节镜
脊椎内镜

泌尿科
肾镜
膀胱镜
尿道镜

1. 内镜作为医生眼、手的延伸，已经达到了"无孔不入"的境界。

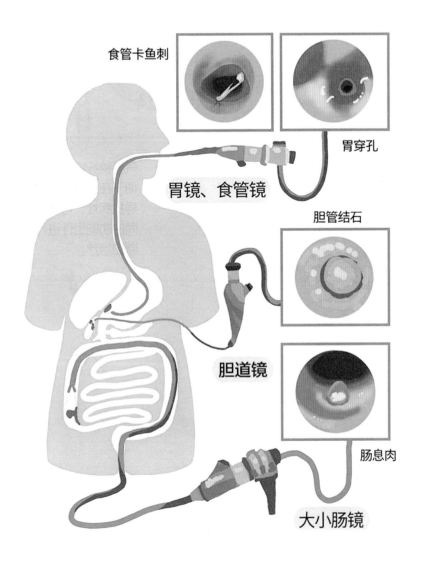

食管卡鱼刺

胃穿孔

胃镜、食管镜

胆管结石

胆道镜

肠息肉

大小肠镜

2. 胃肠内镜在胃肠部检查中应用得最广泛，检查结果也相对直接、准确。

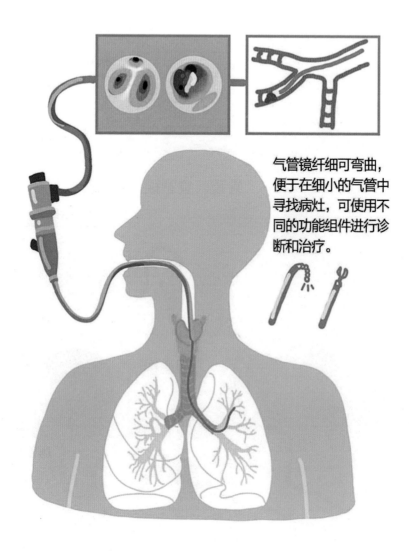

气管镜纤细可弯曲，便于在细小的气管中寻找病灶，可使用不同的功能组件进行诊断和治疗。

3.呼吸系统犹如树杈迷宫，纤维支气管镜检测极大解决了气道窄小不易检测的困扰。

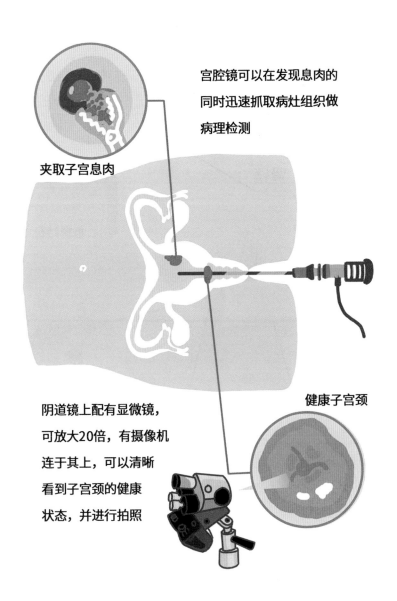

夹取子宫息肉

宫腔镜可以在发现息肉的
同时迅速抓取病灶组织做
病理检测

健康子宫颈

阴道镜上配有显微镜，
可放大20倍，有摄像机
连于其上，可以清晰
看到子宫颈的健康
状态，并进行拍照

4. 妇科内镜包括阴道镜和宫腔镜，直接检视宫内和宫颈病变。

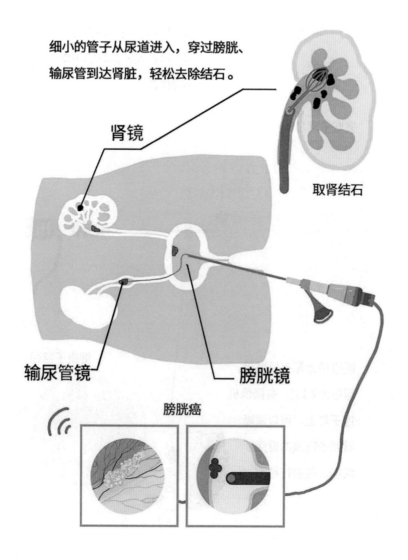

细小的管子从尿道进入，穿过膀胱、输尿管到达肾脏，轻松去除结石。

肾镜

取肾结石

输尿管镜

膀胱镜

膀胱癌

5. 泌尿系统内镜包括膀胱镜、输尿管镜、肾镜等，方便对泌尿系统腔道进行检查。

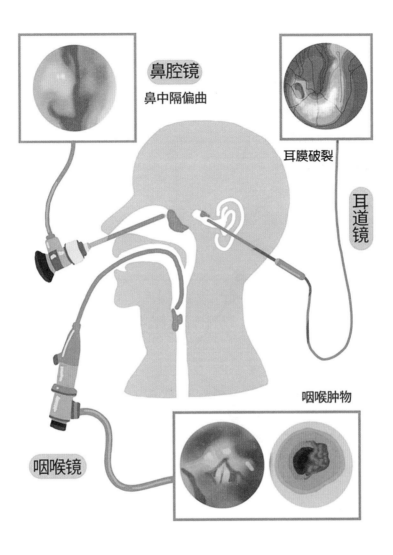

鼻腔镜

鼻中隔偏曲

耳膜破裂

耳道镜

咽喉肿物

咽喉镜

6. 耳鼻喉科涉及鼻腔镜、咽喉镜和耳道镜等，可快速帮助医生发现病灶。

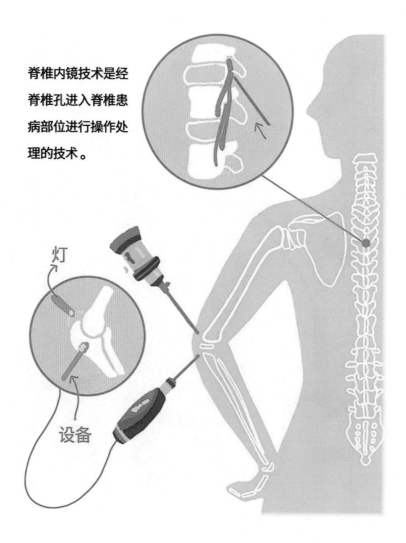

脊椎内镜技术是经脊椎孔进入脊椎患病部位进行操作处理的技术。

灯

设备

7. 骨科常用的内镜包含脊椎内镜和关节镜，具有创伤小、疗效好等特点。

内镜不仅能看见病灶，还能进行各种操作，例如脑室镜通过多个柱状透镜成像，内镜里还有多个通道，如照明、冲洗、吸引、工作等通道。

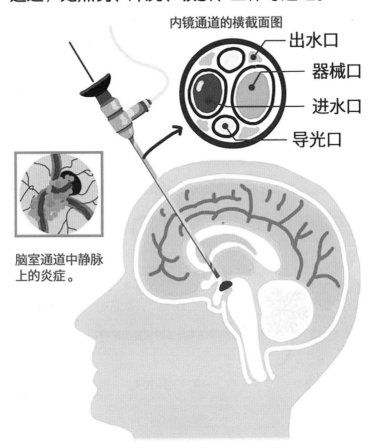

内镜通道的横截面图

出水口
器械口
进水口
导光口

脑室通道中静脉上的炎症。

8. 神经内镜是神经外科手术中进行观察和操作的工具。

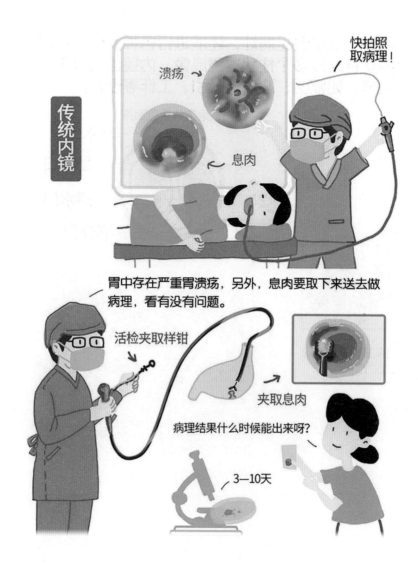

9.传统内镜依赖医师的主观经验及技术，病理检验诊断时间长。

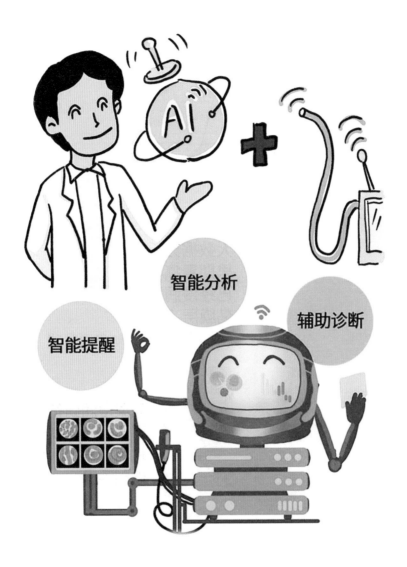

10. 随着科技的进步，人工智能技术逐渐被应用到了内镜技术中。

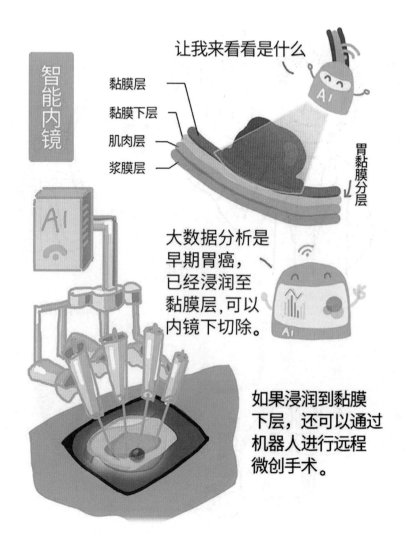

智能内镜

黏膜层
黏膜下层
肌肉层
浆膜层

让我来看看是什么

胃黏膜分层

大数据分析是早期胃癌，已经浸润至黏膜层，可以内镜下切除。

如果浸润到黏膜下层，还可以通过机器人进行远程微创手术。

11. 基于人工智能技术开发的算法模型可以对胃癌等肿瘤的深度进行判断，还可自动鉴别良恶性，帮助医生选择切除方法和范围。

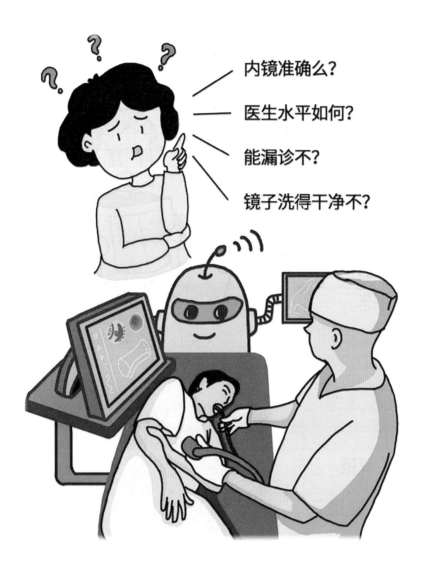

12. 人工智能作为内镜检查的第二观察者，使内镜检查质量接近甚至超越经验丰富的内镜专家水平，还可以作为教学培训使用。

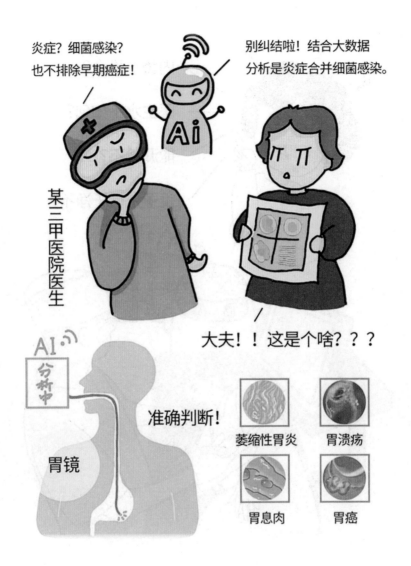

13. 人工智能可以帮助医生快速发现胃在各种黏膜状态下细菌感染的准确性。

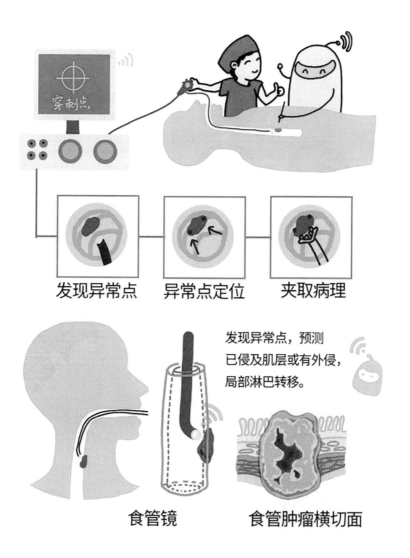

发现异常点　　异常点定位　　夹取病理

食管镜　　食管肿瘤横切面

发现异常点，预测
已侵及肌层或有外侵，
局部淋巴转移。

14. 智能内镜还能智能定位靶区，提高病理提取的准确性，减少多次检查给病人带来的过敏、灼热等不良反应，还可通过无创成像技术实现"光学活检"。

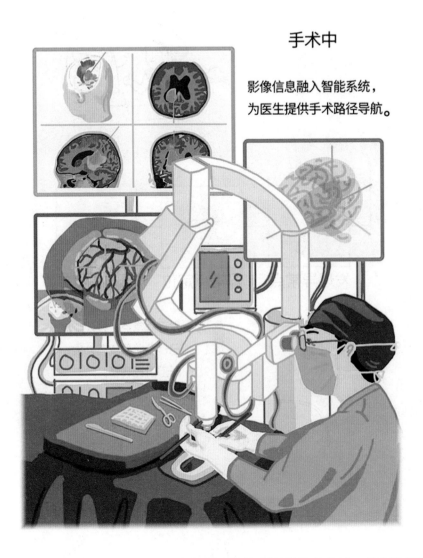

手术中

影像信息融入智能系统，
为医生提供手术路径导航。

15. 智能内镜引用虚拟现实技术，为微创手术提供视觉导航支持，使医生能够直观看到整个手术过程。

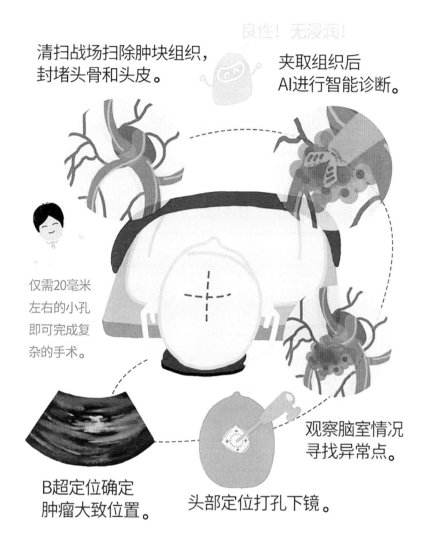

清扫战场扫除肿块组织，封堵头骨和头皮。

良性！无浸润！

夹取组织后AI进行智能诊断。

仅需20毫米左右的小孔即可完成复杂的手术。

观察脑室情况寻找异常点。

B超定位确定肿瘤大致位置。

头部定位打孔下镜。

16.利用虚拟与真实相结合的渲染方式，为医师提供更准确的视觉效果及手术路径，提高手术成功率。

151

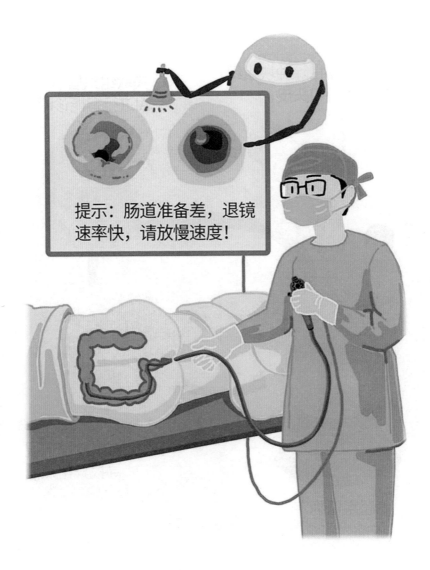

17. 人工智能与肠镜检查结合，能对退镜速率和肠道准备进行自动评估，保障肠镜检查的质量。

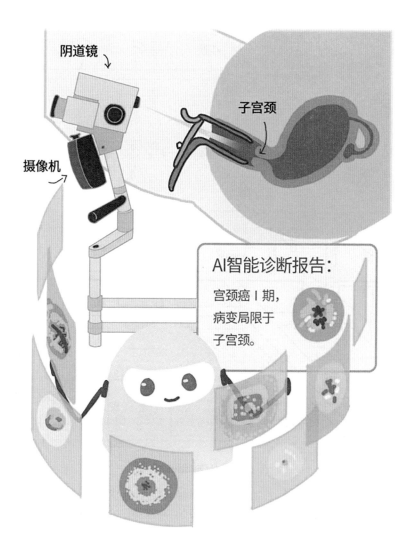

18. 智能阴道镜使用统一的诊断标准，判断宫颈可疑病变并进行分级，具备短时间处理大量图片的能力，从而提高工作效率。

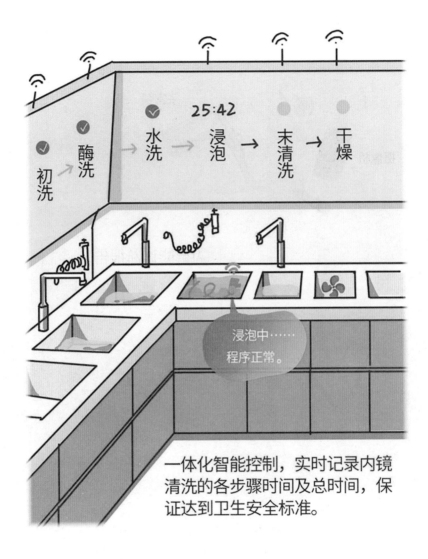

19.在内镜清洁消毒过程中，利用物联网技术实现远程监控，及时发现异常并发出警示，避免设备异常运作导致的错误。

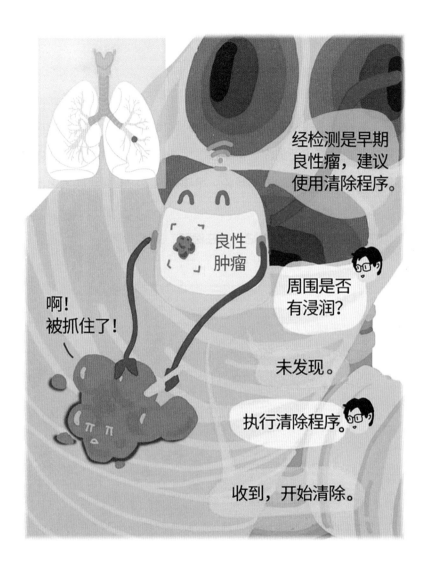

20. 智能内镜系统经过深度学习，终有一天将无限接近甚至达到或超过主任医生的智能水平，为未来医学发展作出贡献。

‖ 专家点评 ‖

随着人工智能技术的发展，一种人工智能和传统内镜相结合的技术"智能内镜"被越来越广泛地应用于临床。本作品以绘画的方式讲述了"智能内镜"的临床应用场景、功能以及未来的发展趋势，希望以简洁的画面让读者更直观地了解"智能内镜"。

辽宁省肿瘤医院党委书记、主任医师，中国抗癌协会副理事长　朴浩哲

智能赋能是未来医疗发展的趋势，在内镜领域的发展极大提高了不同级别病变诊断的准确度。为"疑似"病症提供直接精准的诊断和治疗建议，甚至还可以为个体提供健康建议和疾病风险预测。

辽宁省肿瘤医院副院长、主任医师　赵　岩

本作品汇集了当前人工智能在内镜领域取得的显著成绩，展示了人工智能在内镜操作中的智能提醒、智能分析、辅助诊断、质量控制等方面的成就，同时也展望了未来人工智能内镜的发展方向。

辽宁省肿瘤医院内镜科主任、主任医师　赵　莹

第十章

电磁导航支气管镜

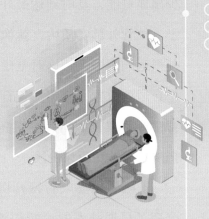

肺癌是我国发病率和死亡率最高的癌症之一，生存率低下的一个原因是肺癌难以在早期被发现。为什么肺癌难以被及早发现？支气管的复杂结构要负很大的责任，因为在肺癌早期，肿瘤常常发生在位置偏远的支气管末端，就像隐匿在迷宫里的凶手，很难被发现和追踪。

电磁导航支气管镜是借助电磁导航技术，建立一条从体外精准到达病灶的通路。通过重建患者CT影像，生成导航路径，像手机导航一样，可以在纷繁复杂的支气管树上准确到达病灶。还可以准确避开血管，减少出血可能，及时到达最外周的病灶并最大限度避免气胸。有时病灶位于支气管外肺实质内，就像我们导航的目的地不在马路旁，而是在马路外很远的荒野上，这时电磁导航支气管镜可以在规划好的路径上找到一个合适的位置，穿出支气管，准确到达气管外病灶。通过电磁导航支气管镜，不仅能取出病变组织进行活检，还能进行组织标记、微创治疗，把疾病扼杀在萌芽阶段。

电磁导航支气管镜开辟出一条精准诊疗肺癌的多功能通道，彻底改变了早期肺癌的诊断和治疗方式。对外围支气管病灶的诊断率高达80%～96.8%。医学界认为，这项技术有望大幅延长全球肺癌患者的生存时间。

‖ 画者简介 ‖

李文佩，女，1989年3月出生。获扬州大学护理专业学士学位，江苏省肿瘤医院医保办护师。

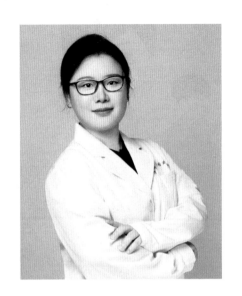

画者寄语

不忘初心，成功一定需要努力。

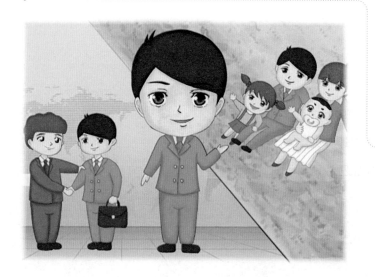

1.王某，中年男性，家庭和美，事业有成，正值人生高峰期。

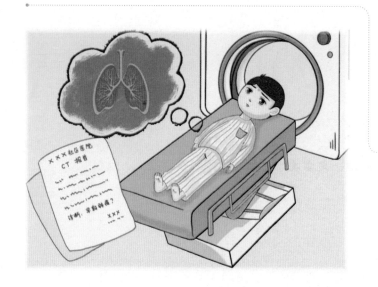

2.然而近期，王某在社区医院体检时被查出疑似早期肺癌，因此一筹莫展。

3. 经过多方寻访并经社区转诊，王某来到江苏省肿瘤医院进行就诊。

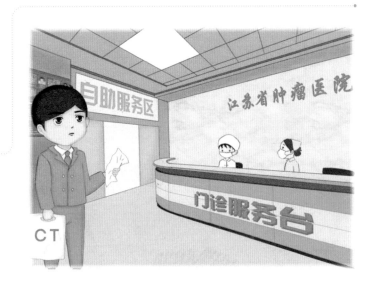

4. 医生门诊时，王某将不愿意接受大手术又想治好疾病的想法告诉了医生。

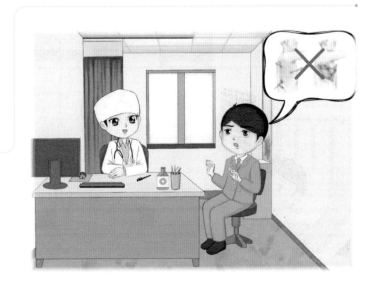

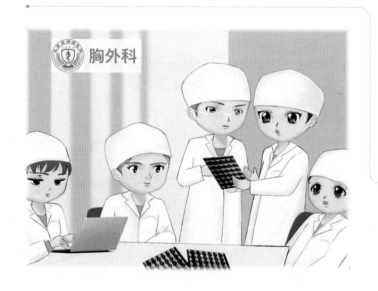

5.胸外科及时召开多学科会诊，胸外、呼吸、放射、化疗、病理等科室的医生商讨着王某的治疗方案。

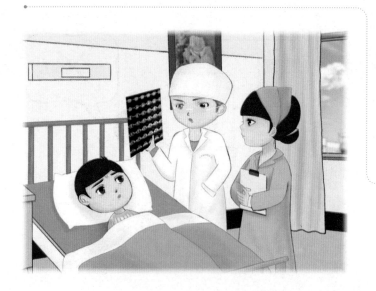

6.胸外科某主任将多学科讨论结果告知患者，建议使用电磁导航支气管镜进行手术治疗。

7.手术当日，王某进入手术间进行一系列术前准备工作。

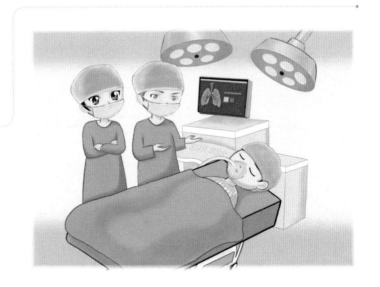

8.首先需要将导管通过人体自然腔道进入肺内。

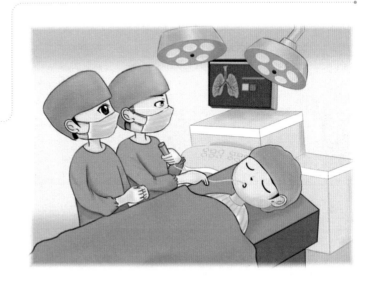

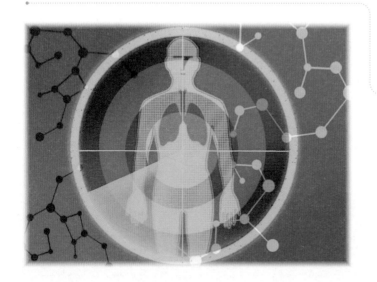

9. 然后通过CT扫描获得人体三维图像。

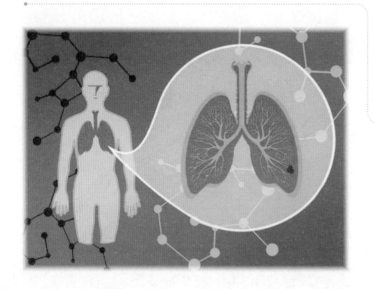

10. 通过建立的肺部气道图，肺部路径及病灶位置清晰可见。

11. 电磁导航支气管镜较普通支气管镜的优势之一在于：能精准定位，锁定病灶位置。

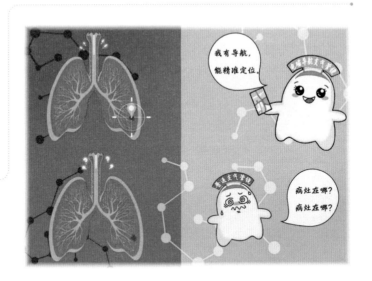

12. 电磁导航支气管镜较普通支气管镜的优势之二在于：更精细，能够全肺到达。

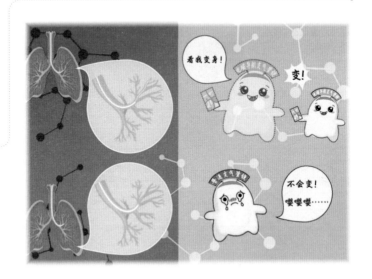

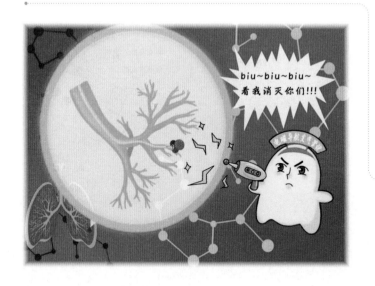

13. 电磁导航支气管镜较普通支气管镜的优势之三在于：可以对病变进行微创治疗。

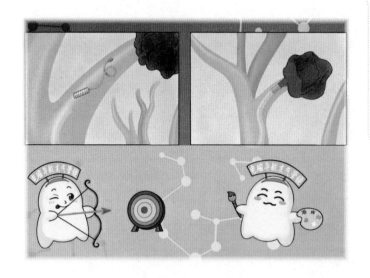

14. 电磁导航支气管镜还具有其他功能，如精准标记，染色定位。

15. 当然，还能进行病灶的活检采样、淋巴分期的检测等。

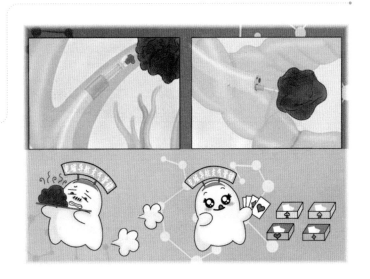

16. 手术非常成功，王某的身体恢复得也很迅速。

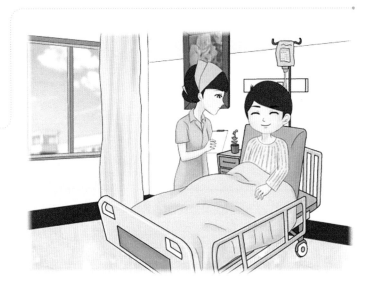

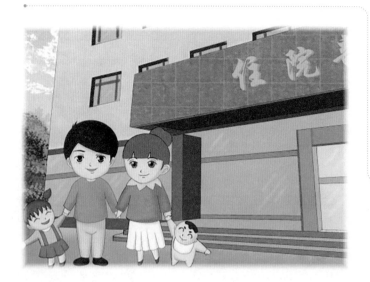

17. 王某很快出院并恢复了正常的生活和工作，他非常感谢人工智能赋予的第二次生命。

‖ 专家点评 ‖

电磁导航支气管镜是导航技术在医学领域的创新应用，它助力打开医疗困境，造福患者，开创了肺微小结节、多发结节的精准化、微创化治疗新篇章。

江苏省肿瘤医院党委书记　冯继锋

人工智能设备的研发与应用，改变了传统的工作模式，通过电磁导航技术，助力提升医疗诊疗水平，期待它在医疗领域的发展越来越好，为患者健康保驾护航！

江苏省卫生健康委员会副主任　鲍　军

自动发药机

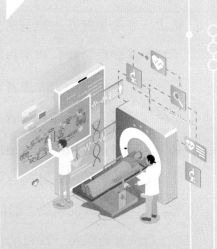

故事以漫画形式讲述了李奶奶到医院门诊看病的前后变化，医院通过应用"互联网＋人工智能"优化了门诊流程，使用了自动发药机等智能设备，减少了等待时间，提高了就医感受。以前一个人生病了，必须到医院与医生面对面就诊才能开处方取药，看完病还得去收费处排队等缴费，缴完费还得到药房等药师手动配完药，然后才能拿到自己的药，看个病基本在"等"字上要花上一整天，对于老年人来说更是难上加难。现在有了"互联网＋人工智能"加持，看病开药基本不用花费时间在排队上。在家里打开电脑与医生远程面对面就能实现问诊，躺在沙发上用手机就能轻松缴费，药房自动发药机在自动接收网络信息后可快速直接配好药，一转眼的工夫患者就能拿到药。从医疗安全角度，可以避免人工操作带来的取药品种或者数量错误；从运行角度，可以节约人力成本及相关费用；从医院管理角度，可以实现药物库存的统一管理，降低库存，规避药物过期。这将有效提升医院的工作效率，提高医院的管理水平，是医疗系统创新能力的体现。

自动发药机是一种自动化取发药设备，让自动发药机与医院信息系统相连接，患者交款后，处方信息传输给自动发药机，自动发药机自动选取药品，传输到取药窗口，整个过程只需10秒钟。

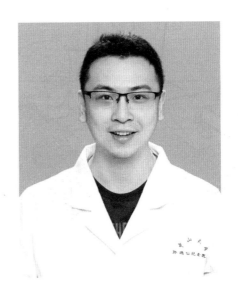

　　蔡永强，男，1993年8月出生。获广东医科大学药学专业学士学位，中山大学孙逸仙纪念医院药学部药师，从事门诊药事服务。

画者寄语

　　对生命而言，接纳才是最好的温柔。

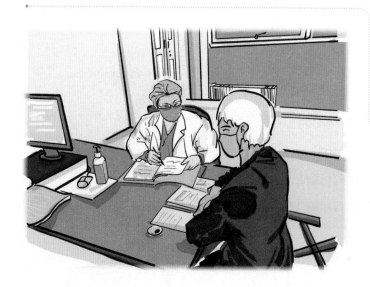

1. 以前，李奶奶得跟医生面对面就诊才能开药。

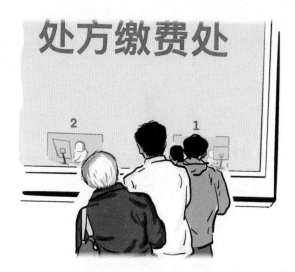

2. 然后排队缴费。

3. 药房的药师手动配药，患者一般需要等待3—10分钟。

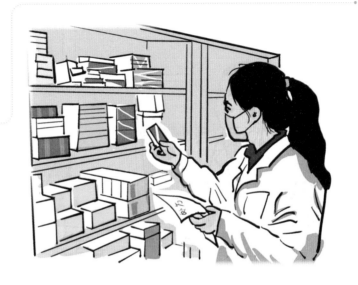

4. 现在，李奶奶直接在家上网跟医生问诊，就能开药。

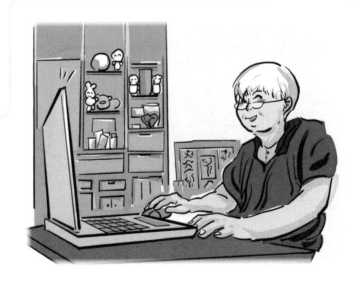

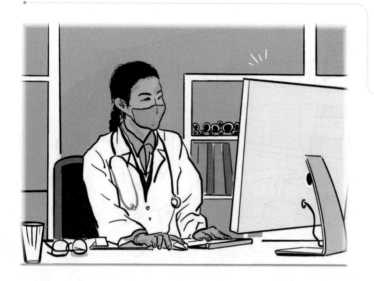

5. 医生在线与李奶奶视频问诊。

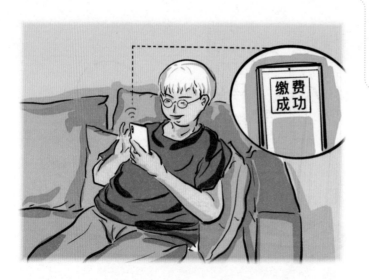

6. 然后李奶奶用手机缴费。

7. 医院互联网信息中心接收并处理处方药品数据。

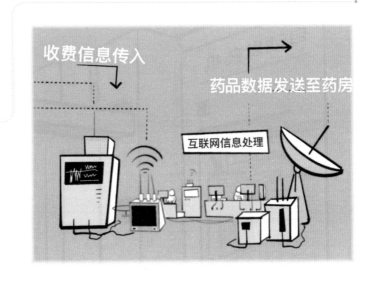

8. 药房机器接收药品处方信息。

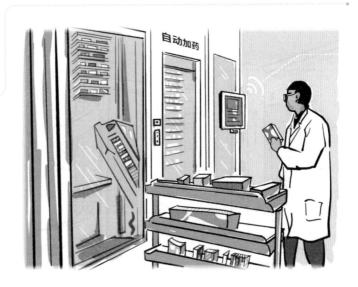

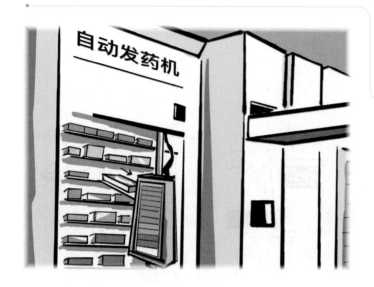

9. 处方药品自动进入自动发药装置。

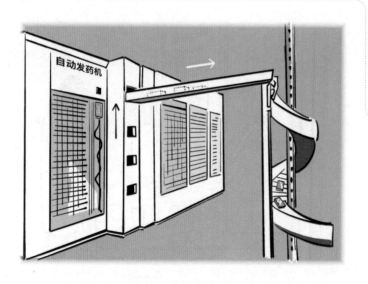

10. 然后药品顺着轨道被传送到发药窗口。

11. 取药窗口药师审核药品信息和数量。

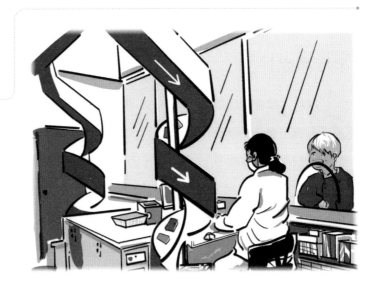

12. 李奶奶快速领取到了自己的药品。

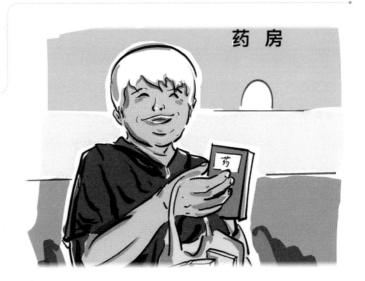

‖ 专家点评 ‖

以前，患者到医院挂号、开方、缴费、排队取药流程繁琐、耗时长，一定程度上影响了患者的就医体验。如今，医院利用现代网络信息化和自动化技术，开展"互联网＋医疗服务""互联网＋药学服务"，可实现患者享受"线上问诊—医生线上开处方—药师线上审方—药房自动配药—患者现场取药或药品配送到家"的一站式服务。这是改善医疗服务能力、提升患者就医便利性的新举措，同时也为患者提供了更优质的药学服务。漫画故事通俗易懂、人物形象生动，充分展现了医疗机构工作者专业、耐心、细致与亲切和蔼的一面，也让我们看到了国家致力提升医疗机构服务能力质量与水平、保障人民生命健康的可喜成果！

中国科学院院士，中山大学孙逸仙纪念医院院长　宋尔卫

互联网自动化药学服务是医院药事服务现代化的必然结果，"自动发药机"以漫画形式让群众更加通俗易懂地了解到新时代医院药事风采，以患者为中心，服务群众，方便群众。

中山大学孙逸仙纪念医院党委书记　古小红

新时代背景下，科技快速进步，互联网自动化将医药与科技更加紧密地联系在一起，患者就医取药等更加方便！

中山大学孙逸仙纪念医院副院长　刘　超

药房自动化是医院药事服务迈进新时代的第一步，为日后更加人性化、互联网化的药学服务、药师门诊和探索以漫画的形式向群众普及"一线"药学知识打下坚实基础。

中山大学孙逸仙纪念医院药学部主任　伍俊妍

互联网信息化进一步提高了医院内部运作的速度，简化了流程，方便了群众。

中山大学孙逸仙纪念医院网络信息中心主任　黄　铿

第十二章

神奇的手术

机器人

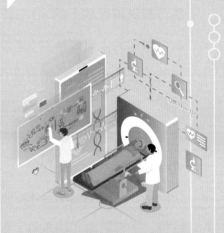

本故事讲述了司机老李被发现并确诊肝癌后，手术机器人以微创的手术方式，协助医生实施复杂的肝癌外科手术，使患者康复出院的过程，展示了手术机器人的应用场景、使用过程和主要功能。

手术机器人是集临床医学、生物力学、机械学、计算机科学、微电子学等诸多学科为一体的新型医疗器械。通过清晰的成像系统和灵活的机械臂，以微创的手术形式，协助医生实施复杂的外科手术，完成术中定位、切断、穿刺、止血、缝合等操作。手术机器人具有两大优势：一是成像系统可提供清晰放大的3D视野，使有效手术视野范围更大，其视觉辅助功能可帮助医生更好地对病灶处开展手术；二是配套多种具有7个自由度且可转腕的手术器械，带有动作缩放功能，让医生在狭窄腔体内的操作更加灵活、精准，并且避免了医生术中的手部颤抖。

目前，手术机器人已被应用于外科手术的多个领域。例如，普外科的胃部分切除术、阑尾切除术、胃造口术、乳房切除术等；肝胆外科的胆囊切除术、肝门空肠吻合术、胆总管造口术等；妇产科的子宫切除术、卵巢错位、子宫肌瘤切除术等；泌尿外科的前列腺切除术、肾切除术、输尿管成形术等；胸心外科的心脏不停跳旁路术、瓣膜修复术、食管肿物切除术等手术，手术机器人都可以漂亮地完成。

‖ 画者简介 ‖

张会，女，2001年11月出生。现就读于浙江中医药大学，是肿瘤学专业硕士研究生。

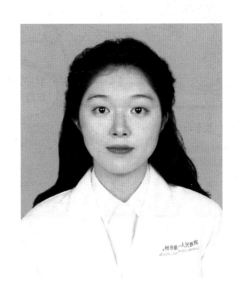

画者寄语

没有比脚更长的路，没有比人更高的山。

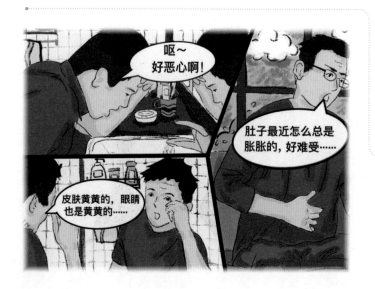

1. 司机老李最近总感觉恶心呕吐，腹痛腹胀，皮肤也有点发黄，因而惴惴不安。

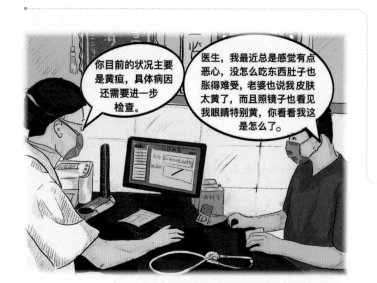

2. 老李来到医院挂号，告诉医生自己身体不适，医生开出检查单让他先去做检查。

3. 老李做了各种检查，医生最终确诊他得了肝癌。

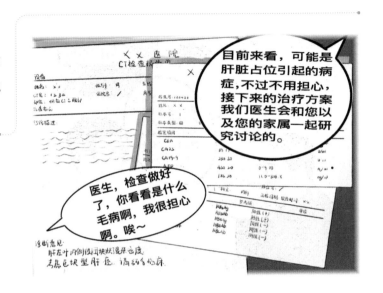

4. 多位专家共同对老李的病情做了评估，最终决定用手术机器人切除肝脏的肿瘤，老李感觉自己得救了。

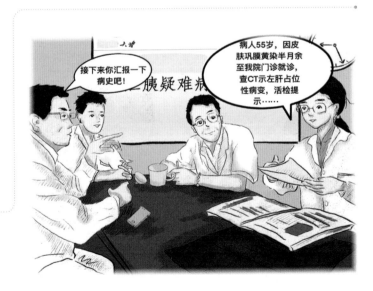

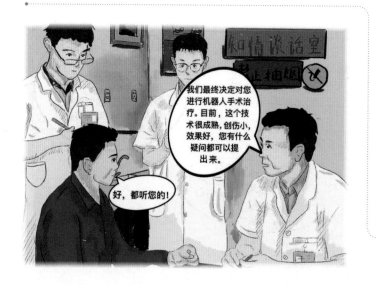

5.医生告诉老李，可以用手术机器人做手术，手术机器人视野更清晰，分辨率更高，操作更灵活、更稳定，手术创伤也更小。

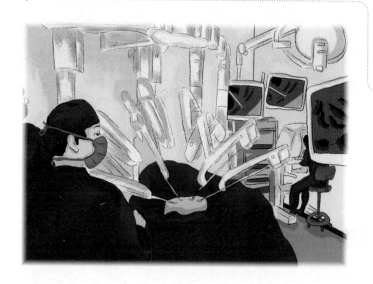

6.手术室里面，医生调试手术机器人。

7. 医生和护士把老李推入手术室。

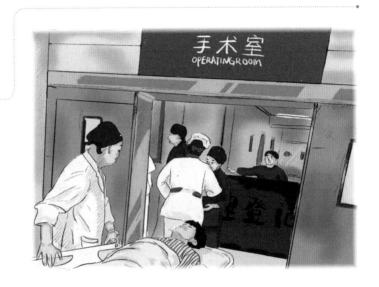

8. 医生的手稳定地握住操纵杆，十个手指灵活、便捷地进行操作。

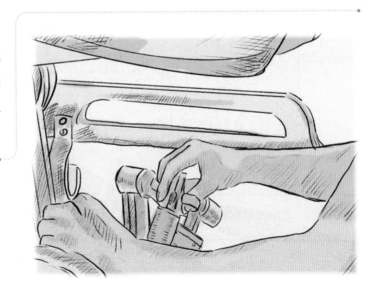

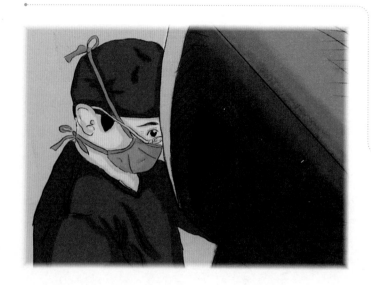

9. 医生眼神坚定，透过屏幕手术视野清晰可见病灶，屏幕还支持无限放大。

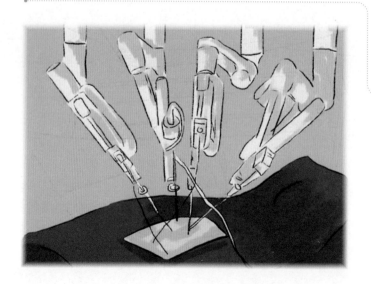

10. 机械臂忙碌而稳定地工作着。

11. 老李的家属在手术室外焦急等待。

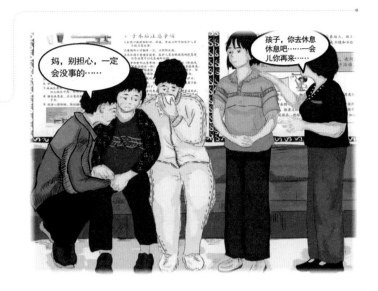

12. 手术结束后，家属围在老李床边，亲切地询问着他的身体状况。

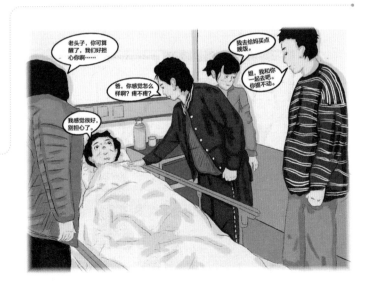

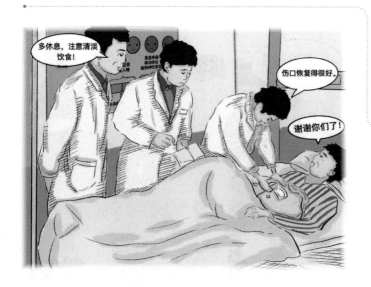

13.经过一段时间休养，医生告诉老李各项指标良好。

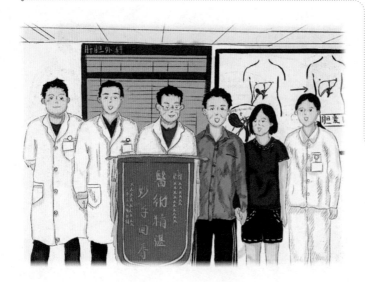

14.老李恢复出院，在家属的陪同下，一起给医生和护士送来了感谢锦旗。

‖ 专家点评 ‖

相信很多人看了漫画以后，都会对"高大上"的手术机器人有一定程度的了解，也会有越来越多的病人从手术机器人中获益。

杭州市第一人民医院医务部主任　卫　强

作品贴近临床，刻画出了一个个生动的人物形象，负责的医生、孝顺的子女、相濡以沫的夫妻……让我们身临其境，深切感受到病人和医生的情感变化。

杭州市第一人民医院肝胆外科副主任　陈　峻

作品故事情节贴近实际，通俗易懂。很适合面向广大群众，作为科普类的常识进行推广。

杭州市第一人民医院肝胆外科副主任　王建国

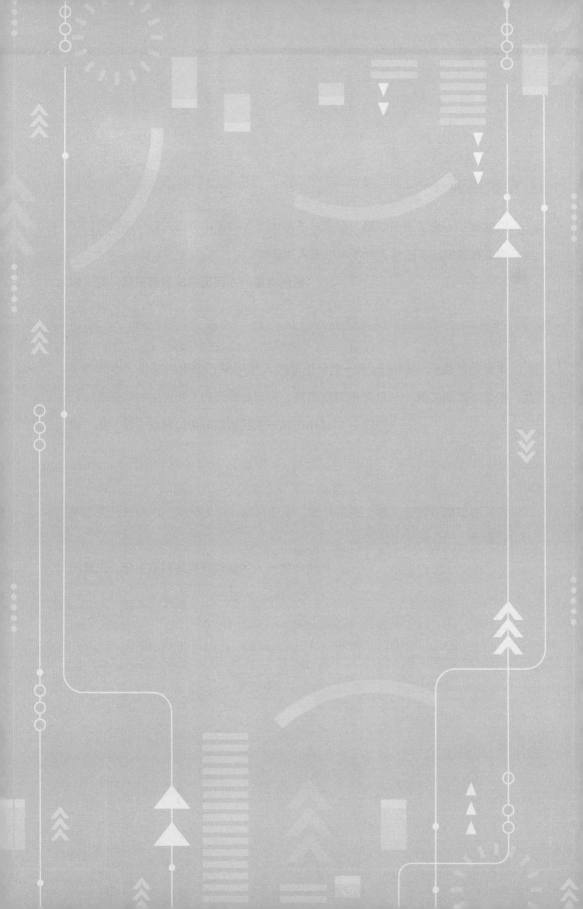

第十三章

门诊智慧服务

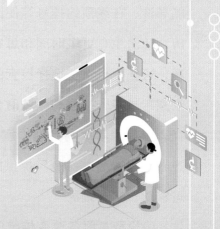

门诊是医院的重要服务部门，服务质量直接影响医院的形象，不少三级综合医院都存在挂号时间长、候诊时间长、取药时间长、就诊时间短的"三长一短"问题。在"最多跑一次"和"数字化改革"要求下，为让患者享受到智慧服务带来的便捷和更高质量的医疗服务，医院建立了智慧门诊体系，通过多个智能设备和智慧流程的应用，让"机器跑""信息跑""数据跑"代替患者跑。

针对"挂号难、寻医难"等问题，门诊智慧服务提供线上建档、智能导诊、在线预约挂号等便民惠民服务；门诊医生使用语音识别录入病历，让医生有更多时间和患者沟通；以往耗时较多的化验检查和住院办理，可在手机自主选择检查的同时选择自助办理住院；诊室、药房、检查室跨越多个楼层和区域时会导致患者迷路，院内导航系统智能规划路径，引导患者顺利找到诊室、检查室；收费处是门诊排队最多的地方，患者运用"智慧结算"提供的诊间结算、手机结算等服务，无需排队便可移动、实时缴费。

门诊智慧服务改变传统门诊就医服务模式，提供在线预约、智能导诊、智能发药、线上线下支付等多种服务，优化患者就医流程，提高医院门诊整体服务能力和服务质量，极大改善了患者就医满意度。

‖ 画者简介 ‖

夏宇轩，女，1988年11月出生。获安徽医科大学临床药理学士学位，浙江省人民医院团委副书记、门急诊部副主任、主管药师，浙江省医院门诊管理质控中心秘书，浙江省医院协会门诊管理专业委员会委员，浙江省药学会科普委员会委员。

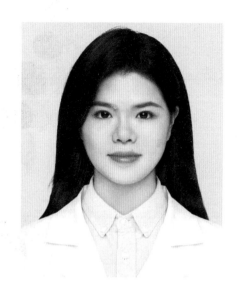

画者寄语

用画笔记录生活，服务医学科普宣传和教育。

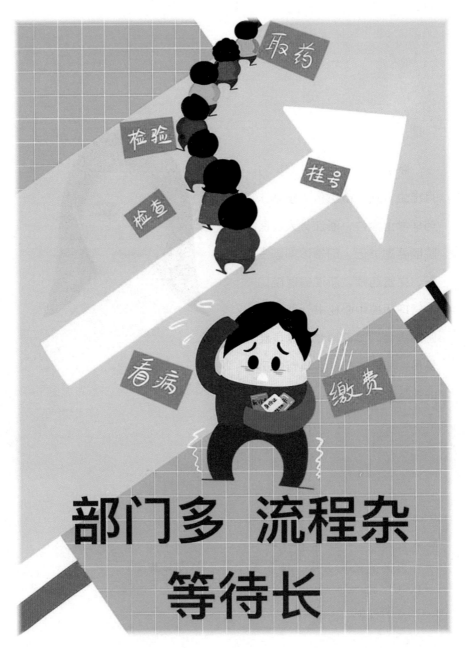

1. 老百姓寻医就诊面临挂号时间长、候诊时间长、取药时间长、就诊时间短的"三长一短"问题。

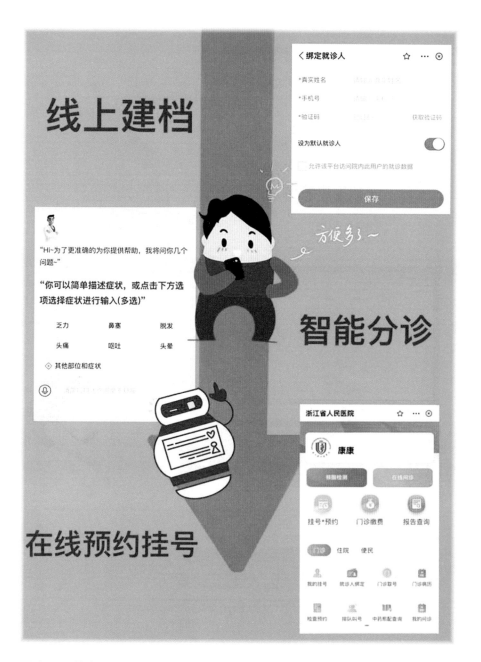

2. 医院开展信息化建设，已经实现了线上建档、智能分诊、在线预约挂号等便民惠民服务，有效解决患者"挂号难、寻医难"等问题。

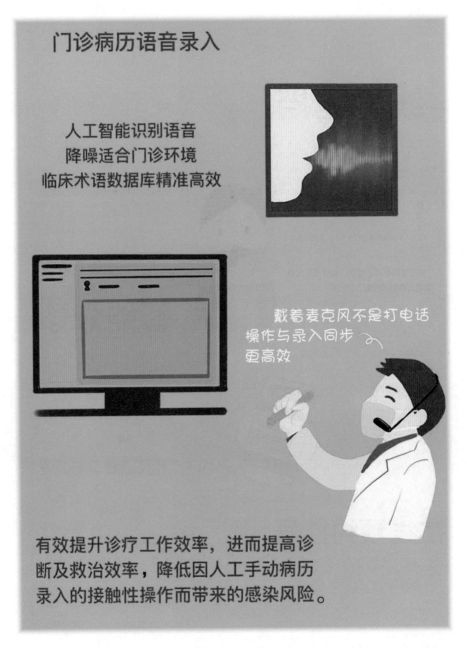

门诊病历语音录入

人工智能识别语音
降噪适合门诊环境
临床术语数据库精准高效

戴着麦克风不是打电话
操作与录入同步
更高效

有效提升诊疗工作效率，进而提高诊断及救治效率，降低因人工手动病历录入的接触性操作而带来的感染风险。

3. 应用人工智能语音识别技术，门诊医生可用语音识别录入病历，实现一边诊查一边记录病历，可以提升门诊效率，提高医疗质量，把更多的时间留给患者。

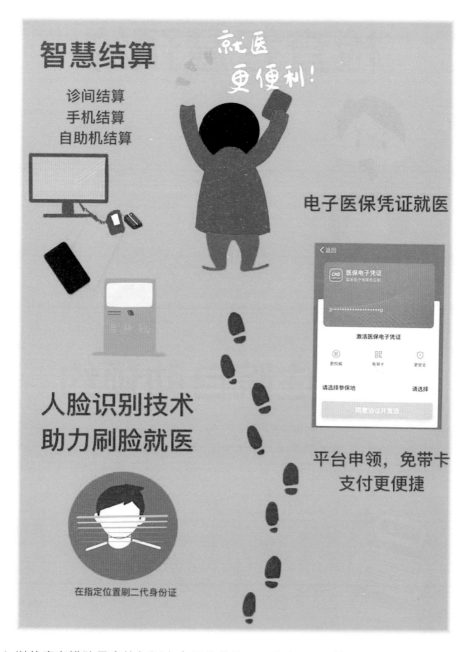

4. 以往患者排队最多的部门大多是收费处，现在实现了"智慧结算"，通过诊间结算、手机结算、自助机结算多个结算方式让患者移动、实时缴费，不再需要排队等待。电子医保凭证和人脸识别技术进一步推动了患者无卡就医。

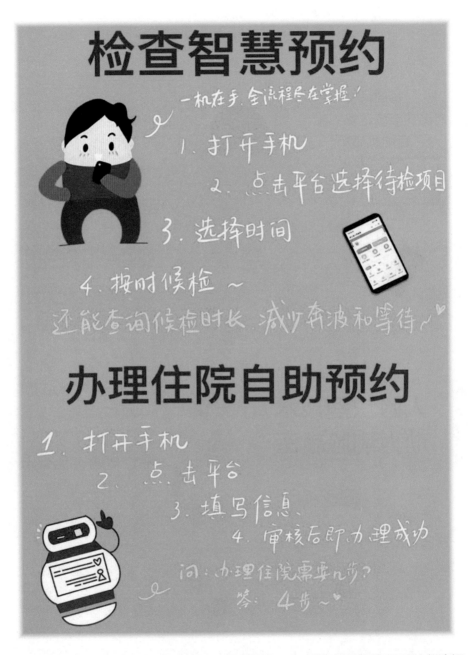

5. 智慧医疗助力优化检验检查预约和住院办理。患者检查预约除了可以在诊间、检查预约中心预约外，还可以通过手机自主选择检查时间，个性化安排检查时间。住院办理也能在自助端和移动端实现，让患者少奔波、少等待。

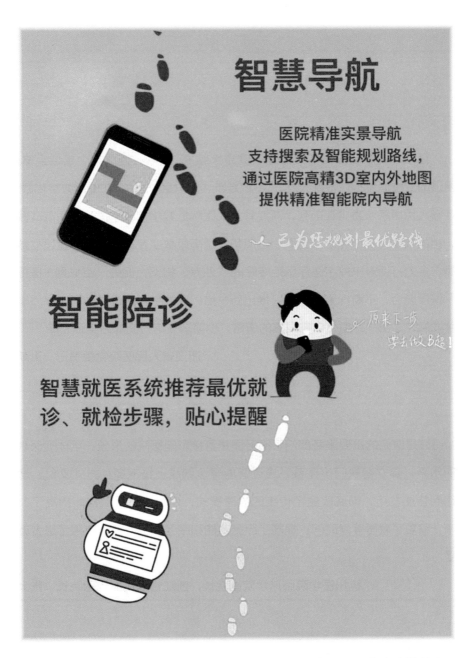

6. 门诊涉及多个部门、多个区域，在繁杂的门诊流程中，下一步应该做什么，下一步应该去哪里成了患者的难题，通过智慧导航系统，可以为患者智能规划路径，引导患者顺利找到门诊诊室和检查部门。

‖ 专家点评 ‖

　　一直以来，浙江都在创新构建"健康大脑＋"体系，建成首个省域全覆盖、全贯通的卫生健康行业数字大脑。"不积跬步，无以至千里"，在健康数字化领域，浙江省人民医院一直走在前列，浙江省人民医院把数字化改革提升到医院战略层面，组建数字化工作专班、全职引进清华大学高级数字专家、每个科室设立数字专员、全力打造未来数字医疗示范专院的"四专"构架，促进"互联网＋医疗健康"深度融合，不断探索新体制，推出新举措，以数字化建设推动医院高质量高水平发展，走出一条适合自身发展的道路，也期冀在这方面成为实践先锋。

浙江省人民医院党委书记　洪朝阳

　　门诊是医院的重要服务部门，服务质量直接影响医院的形象，更体现医院管理的水平。建立智慧门诊体系，通过智能导诊到线上线下多种方式支付、诊间预约到智能发药，彻底改变了传统的就医模式，优化了就医流程，提高了自助效率，缩短了就医等候时间，提高了服务效能和服务质量，极大改善了患者就医感受。

杭州医学院临床学院副院长，浙江省人民医院副院长　张大宏

智慧医院

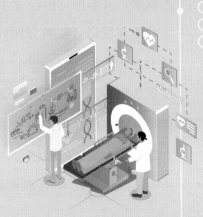

智慧医院是在医院信息化建设与应用的基础上，利用人工智能、大数据、云计算、物联网、互联网等新一代信息技术，推动医疗服务智慧化、医院管理精细化业务创新和功能升级，助力提升现代医院治理水平。

通过建设互联、物联、感知、智能的医疗服务环境，能够整合医疗资源，优化医疗服务流程，规范诊疗行为，提高诊疗效率，辅助临床决策和医院管理决策，实现患者就医便利化。智慧医院的建设是人工智能、大数据、互联网、5G、云计算、物联网等新一代信息技术与医院内应用场景的深度融合。智慧医疗信息系统，拥有专科智能电子病历、远程实时手术、远程智慧会诊、人工智能辅助诊疗等应用，可以有效提高医疗质量和服务效率。通过线上门诊、智能环境监测、智能穿戴设备等提升患者就医体验，着力为患者提供高质量智慧医疗健康服务。同时，通过大数据和人工智能相结合，为现代医院治理提供各种精细化管理的手段，从而降低运营成本,使管理服务更精准更科学。

‖ 画者简介 ‖

邹韵，女，1991年4月出生。获沈阳建筑大学艺术设计专业学士学位，辽宁省肿瘤医院教学与学生工作部助理工程师，辽宁省科普作家协会会员。

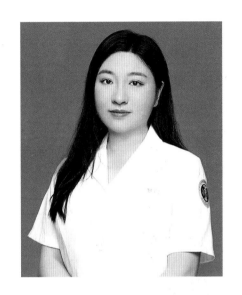

画者寄语

用不确定的眼光看待世界，再用信息来消除这种不确定性。

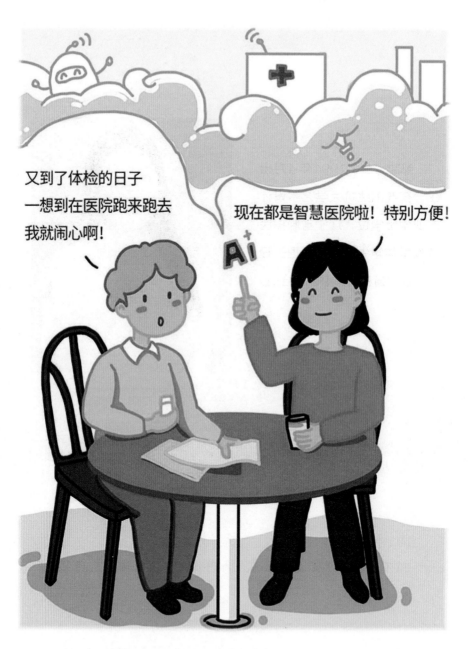

1. 奶奶，您知道智慧医院吗？让我来给您讲讲吧！

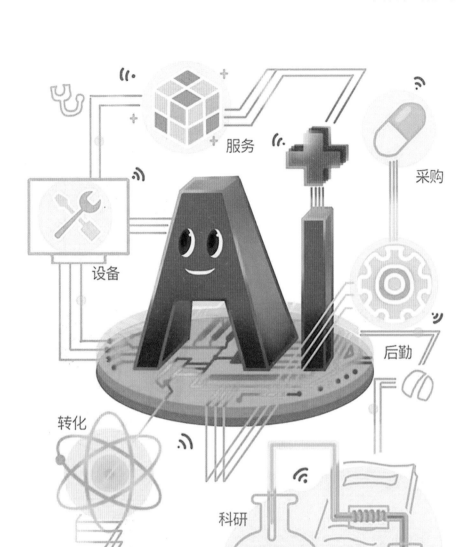

服务

采购

设备

后勤

转化

科研

2. 智慧医院坚持以服务患者为中心的理念，自动汇集和分析医院各种数据，建立智能信息决策支持与处置系统，助力医院为患者提供智慧医疗健康服务。

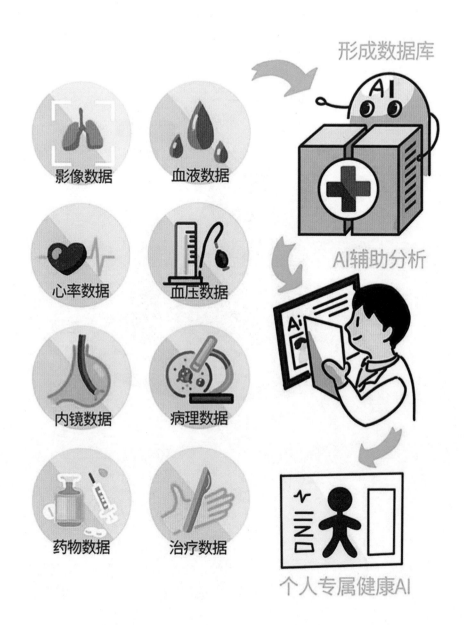

形成数据库

AI辅助分析

个人专属健康AI

影像数据　血液数据　心率数据　血压数据　内镜数据　病理数据　药物数据　治疗数据

3.智慧医院将患者检验检查的信息通过大数据集成数据库，形成完整的患者个人健康医疗档案。根据患者的健康医疗数据，有医院正在探索应用人工智能与大数据技术，给患者提出医疗健康管理的建议。

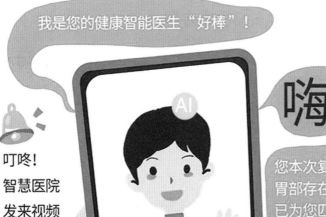

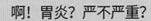

4. 健康医疗智能管理系统可以进行网上智能预约和咨询，分析患者历史健康医疗数据，为患者提供智能健康医疗管理服务。

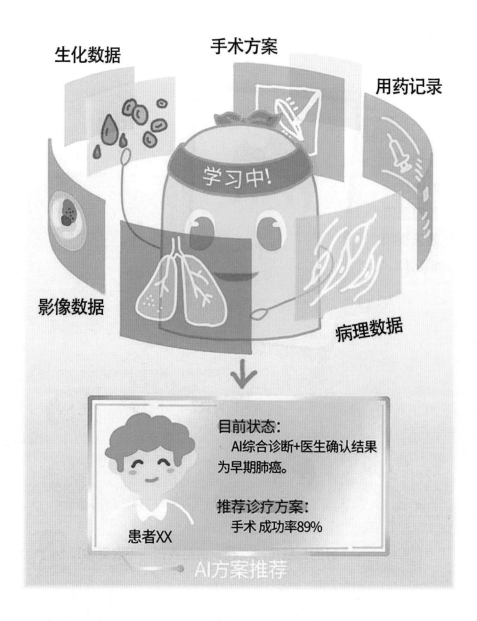

生化数据

手术方案

用药记录

学习中!

影像数据

病理数据

目前状态：
　　AI综合诊断+医生确认结果
为早期肺癌。

推荐诊疗方案：
　　手术 成功率89%

患者XX

AI方案推荐

5. 人工智能通过深度学习完成患者健康医疗数据的分析，辅助医生制定个性化治疗方案或给出合理治疗建议，智慧医疗在临床服务中也发挥着巨大作用。

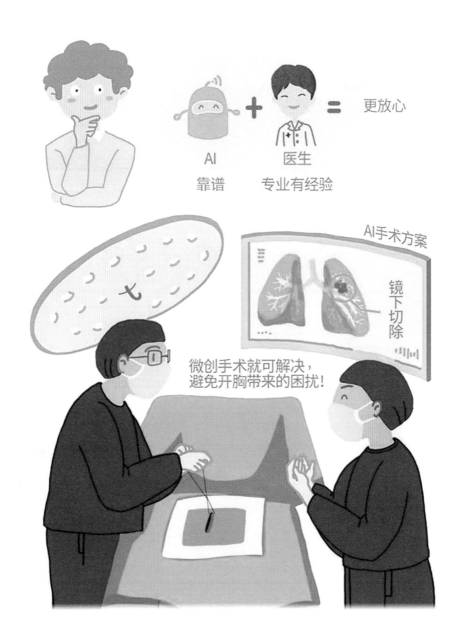

6. 利用大数据技术实现患者的病情精准分析研判，使诊疗方案具有针对性、个性化，有利于提高治疗效率和医疗质量，降低医疗风险。

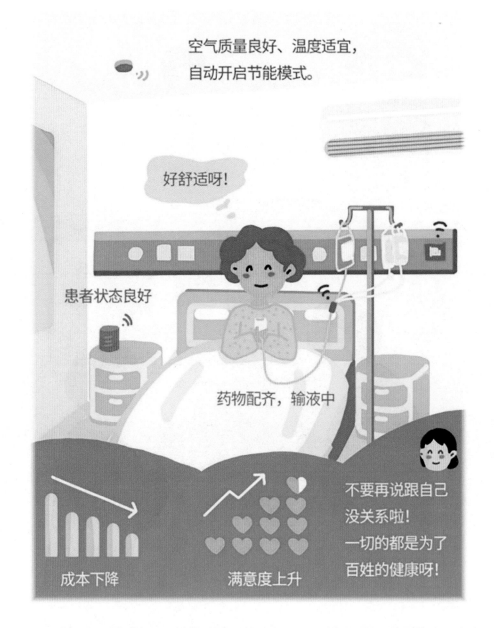

7. 智能环境状况监测系统。根据医疗服务需求，可以实时调整环境温湿度，为患者打造舒适就医空间，也为医院节约了大量成本。

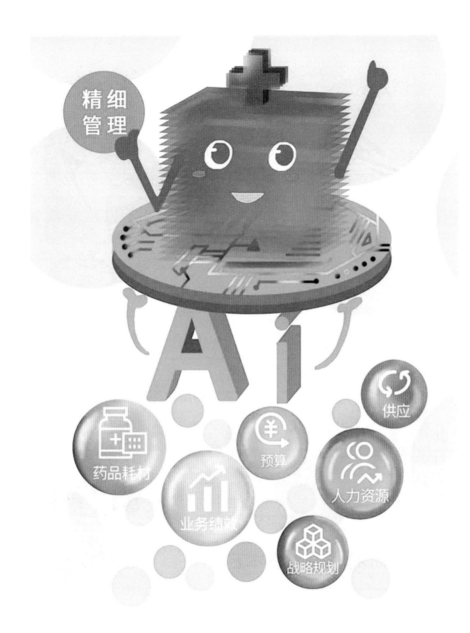

8. 基于物联网和智能医院管理决策支持系统。助力医院实现精细化管理运营，有效提高医院的运行效率，全面提升现代医院服务能力和治理水平。

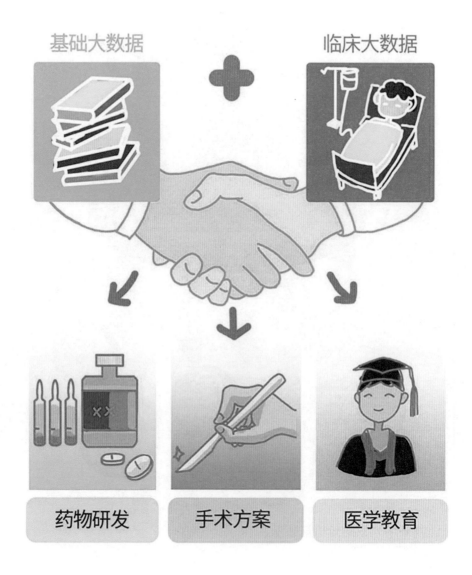

基础大数据 ＋ 临床大数据

药物研发　　手术方案　　医学教育

9.实现海量健康医疗数据自动处理与分析，推动基础医学与临床医学向转化医学的转型，加速医学科研数据一体化发展。

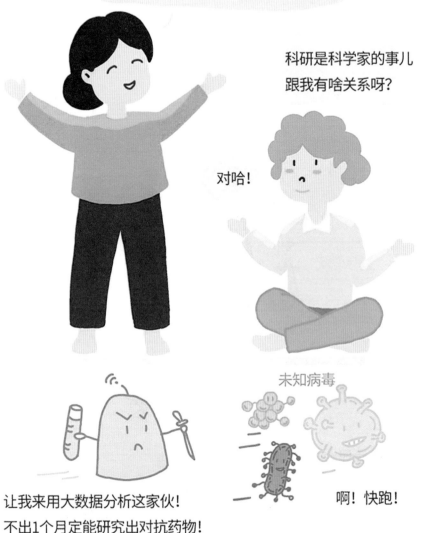

10.医学人工智能也可以应用于疫苗、药物的研发，面对未知疾病，我们预防和治疗的能力会越来越强大啦！

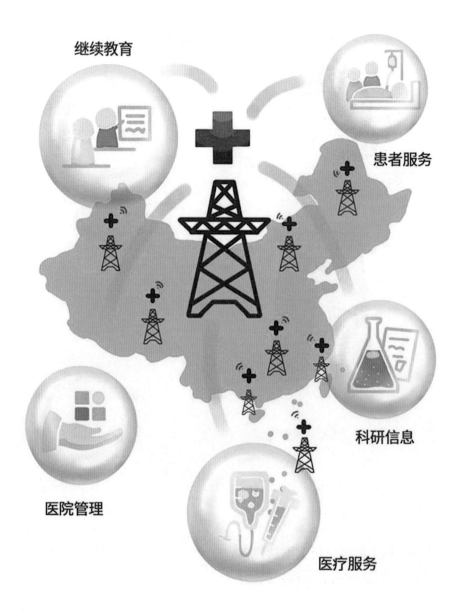

继续教育

患者服务

科研信息

医院管理

医疗服务

11. 未来，覆盖全国的医疗健康网络将会逐渐打破医院间的壁垒，强化医疗健康信息互通共享，推动医疗资源优化配置，提升区域乃至全国的医疗健康服务能力和治理水平。

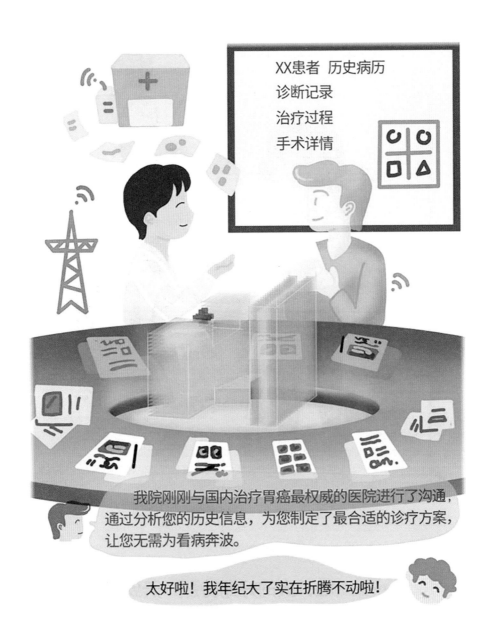

XX患者 历史病历
诊断记录
治疗过程
手术详情

我院刚刚与国内治疗胃癌最权威的医院进行了沟通，通过分析您的历史信息，为您制定了最合适的诊疗方案，让您无需为看病奔波。

太好啦！我年纪大了实在折腾不动啦！

12. 医生可以方便调取就诊患者在各地的历史就医记录，并与上级医院进行会诊，免去患者在多个医院之间奔波的痛苦，有效提高医疗服务效率和质量。

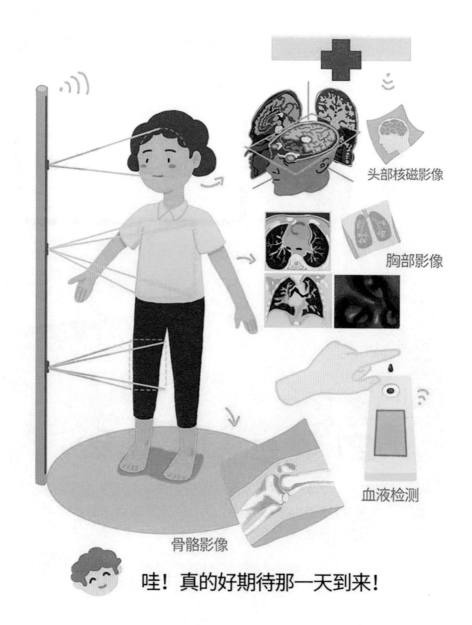

头部核磁影像

胸部影像

血液检测

骨骼影像

哇！真的好期待那一天到来！

13. 智慧医院通过各种可穿戴设备和移动设备，将赋予患者更多的便利与自由，患者在家就可以完成自我健康管理和健康指标监测评估。

‖ 专家点评 ‖

普及健康知识，助推健康中国建设。

中国工程院院士，山东省肿瘤医院院长　于金明

智慧医院建设正成为医院未来发展的一个新风口，涵盖了医院安身立命根本的"智慧医疗"、精细化管理的"智慧管理"、以患者为中心的"智慧服务"。作品以漫画的形式描绘出患者网上就医、智能辅助诊断制定诊疗方案、基础医学与临床医学转型推进科研、物联网精细化管理等场景，讲述智慧医院建设为患者、临床医生以及医院管理者带来的种种益处。

辽宁省肿瘤医院党委书记、主任医师，中国抗癌协会副理事长　朴浩哲

以医院环境管理为例，传感器的火眼金睛、物联网的风驰电掣、大数据的海纳百川，可以让我们时刻洞悉医院环境，尤其是在常态化疫情防控下，用医院环境大数据可防患于未然。

大连理工大学大数据与智能决策研究中心主任、教授　杨光飞

智慧医院用传感器与大数据平台预测医院空气质量，结合医院通风系统和院感平台，避免室内空气污染造成的院内感染传播；使用物联网对消毒用品闭环管理，监督医务人员手部卫生状况。这些都是医院感染的重点与难点，是医疗环境安全的重要保障。

辽宁省肿瘤医院主任医师，国家健康科普专家库成员　杨宇红

后 记

　　《人工智能赋能健康中国》从酝酿到编绘完成得到了国家卫生健康委员会规划发展与信息化司、复旦大学附属中山医院、中山大学孙逸仙纪念医院、广东省人民医院、浙江省人民医院、江苏省肿瘤医院、辽宁省肿瘤医院、杭州市第一人民医院、广州市妇女儿童医疗中心以及中国信息通信研究院等多家单位的大力支持。参与本书编绘的多位作者不辞劳苦、辛勤付出，参与本书审读的专家对全书内容进行认真审核，确保相关信息的准确性。在本书的编绘过程中，大家经常交流学习心得、总结医学人工智能应用和绘画技巧，不断把最新理论指导、最新研究心得、最新应用体会充实进来，显著地提高了医学人工智能科普的含金量，创新了医学人工智能应用科普的传播方式。

　　本书在编绘过程中，得到了中国科学院院士樊嘉、宋尔卫，中国工程院院士于金明的专业指导；在出版过程中，得到了中共中央党校出版社的大力支持，在此，谨向以上专家、创作者和相关单位给予的大力支持表示衷心感谢，书中不足之处在所难免，敬请读者批评指正。

　　今后，我们将以此为起点，欢迎更多的朋友参与进来，用更为丰富多彩的故事和漫画作品讲述中国卫生健康行业新一代信息技术的美好明天，为助力实现人民对美好生活的向往而不懈努力。

沈剑峰

2023年3月